Hefte zur Unfallheilkunde
Beihefte zur Zeitschrift „Der Unfallchirurg"

Herausgegeben von:
J. Rehn, L. Schweiberer und H. Tscherne

192

D1669995

Christoph Eggers

Einbauverhalten autologer Knochentransplantate

Bedeutung der Transplantatverdichtung
und der Lagerstabilität

Mit 87 Abbildungen und 17 Tabellen

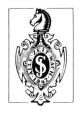

Springer-Verlag
Berlin Heidelberg New York
London Paris Tokyo

Reihenherausgeber

Prof. Dr. Jörg Rehn
Mauracher Straße 15, D-7809 Denzlingen

Prof. Dr. Leonhard Schweiberer
Direktor der Chirurgischen Universitätsklinik München-Innenstadt
Nußbaumstraße 20, D-8000 München 2

Prof. Dr. Harald Tscherne
Medizinische Hochschule, Unfallchirurgische Klinik
Konstanty-Gutschow-Straße 8, D-3000 Hannover 61

Autor

Priv.-Doz. Dr. Christoph Eggers
Abt. für Unfall-, Wiederherstellungs- und Handchirurgie
Allgemeines Krankenhaus St. Georg
Lohmühlenstraße 5, D-2000 Hamburg 1

ISBN 3-540-50514-8 Springer-Verlag Berlin Heidelberg New York
ISBN 0-387-50514-8 Springer-Verlag New York Berlin Heidelberg

CIP-Kurztitelaufnahme der Deutschen Bibliothek.
Eggers, Christoph:
Einbauverhalten autologer Knochentransplantate: Bedeutung der Transplantatverdichtung und der Lager-
stabilität / Christoph Eggers. – Berlin; Heidelberg; New York; London; Paris; Tokyo: Springer, 1989
(Hefte zur Unfallheilkunde; 192)
ISBN 3-540-50514-8 (Berlin ...) brosch.
ISBN 0-387-50514-8 (New York ...) brosch.
NE: GT

Satz, Druck und Einband: Ernst Kieser GmbH, 8902 Neusäß
2124/3140-543210 – Gedruckt auf säurefreiem Papier

Vorwort

Die Arbeiten von Ollier, Müller, Petrov und Matti sind Meilensteine für die autologe Knochentransplantation. Sie konnten schon frühzeitig klar zeigen und nachweisen, daß die autologe Knochentransplantation zur Defektauffüllung und Anregung der Osteoneogenese das Verfahren mit der größten klinischen Bedeutung ist. Der Optimierung dieses Verfahrens haben sich dann viele Untersucher gewidmet.

Vor über 15 Jahren habe ich selbst im Rahmen von Spongiosatransplantationen bei Schafen geglaubt, nachweisen zu können, daß eine hohe Transplantatverdichtung eine Verbesserung der Einheilungsvorgänge mit sich bringen würde. Auf der anderen Seite lag klar auf der Hand, daß ein sehr kompaktes Transplantat Revaskularisationshemmnisse beinhalten würde. Der Autor hat dann 1981 die Fragen nach der Transplantatdichte in verschiedenen Abstufungen sowie den Einfluß der Lagerinstabilität auf die Einheilung untersucht. Dabei standen ihm die hervorragenden Einrichtungen des Schweizerischen Forschungsinstitutes unter Leitung von Prof. Perren zur Verfügung. Dafür sei hier noch einmal gedankt.

Die neuen Ergebnisse haben die alte Schlußfolgerung, ein durch möglichst hohe Drücke verdichtetes Transplantat einzusetzen, relativiert. Manuell komprimierte, geformte Spongiosa stellt zwar eine bewährte klinische Methode dar, das Optimum liegt aber nach den vorliegenden Ergebnissen sicherlich mehr in Richtung eines nur gering verdichteten Knochentransplantats, das eine bessere Revaskularisation zuläßt. Weiter konnte gezeigt werden, daß ein knöcherner Durchbau im instabilen Lager nur mit locker eingelegten Transplantatpartikeln erreicht werden kann.

Die vorliegende Arbeit überzeugt nicht nur durch ihre klare Zielvorgabe und die exakte wissenschaftliche Bearbeitung der einzelnen Probleme, sie überzeugt auch durch die für die Klinik bedeutenden Schlußfolgerungen.

Hamburg, im Herbst 1988

Prof. Dr. Dietmar Wolter

Danksagung

Die dieser Arbeit zugrunde liegenden Untersuchungen wurden im Laboratorium für experimentelle Chirurgie des Schweizerischen Forschungsinstituts, Davos, mit Beratung durch das Institut für Forschungs- und Studienplanung, Basel, sowie mit Unterstützung der Deutschen Forschungsgemeinschaft durchgeführt.

Die Untersuchungen erfolgten auf Anregung von Herrn Prof. Dr. D. Wolter, Leiter der Abteilung für Unfall-, Wiederherstellungs- und Handchirurgie des Allgemeinen Krankenhauses St. Georg, Hamburg, dem ich an dieser Stelle meinen besonderen Dank für seine Unterstützung sage, ohne die diese Arbeit nicht hätte zustande kommen können.

Ebenso danke ich Herrn Prof. Dr. S. M. Perren, Leiter des Laboratoriums für experimentelle Chirurgie des Schweizerischen Forschungsinstituts, Davos, und seinem Stellvertreter Prof. Dr. B. Rahn für ihre freundliche Unterstützung und die vielfachen Anregungen, die zum Gelingen der experimentellen Untersuchungen entscheidend beigetragen haben.

Herrn Dr. W. Ziegler, Leiter des Instituts für Forschungs- und Studienplanung, Basel, danke ich für seine Beratung und Betreuung bei der Datenerfassung und -auswertung.

Darüberhinaus sei Herrn R. Frigg für seine Hilfe bei der Herstellung des zum Raspeln der Kortikalis benötigten Gerätes, Frau E. Rampoldi für die Herstellung der Knochenschnitte sowie Fräulein C. Monn für ihre Mitarbeit bei den Auswertungen, insbesondere der Axialcomputertomographien und der mikroskopischen Flächenmessungen gedankt.

Auch den namentlich nicht genannten Mitarbeitern des Laboratoriums für experimentelle Chirurgie, die zur Fertigstellung dieser Arbeit beitrugen, spreche ich meinen Dank aus.

Inhaltsverzeichnis

1 Einleitung

In der Knochenchirurgie wird der Operateur immer wieder vor die schwierige Aufgabe gestellt, große instabile knöcherne Defekte an den langen Röhrenknochen zum knöchernen Durchbau zu bringen (Abb. 1). Diese Situation tritt sowohl in der Folge schwerer Unfälle als auch als Ergebnis destruierender Knochenprozesse auf.

Bei der Behandlung des instabilen Knochendefekts müssen 3 Fragen beantwortet werden:

1. Welche Form der Stabilisierung des Defekts ist geeignet?
2. Muß der Defekt operativ knöchern aufgefüllt werden?
3. Welches Transplantat soll gewählt werden?

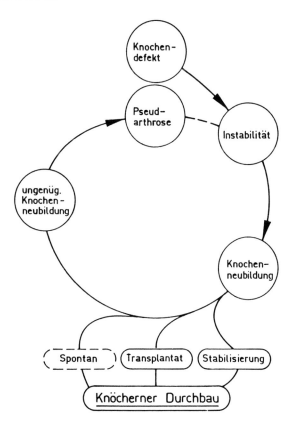

Abb. 1. Problemkreis des instabilen Knochendefektes

An einer Mehrfragmentfraktur mit vielen kleinen isolierten Kortikalisbruchstücken im diaphysären Bereich eines langen Röhrenknochens soll die Beantwortung dieser Fragen diskutiert werden.

Betrachtet man zunächst das Problem der entstandenen Instabilität, so wird man feststellen, daß bei einem derartigen Befund die Anwendung der Plattenosteosynthese problematisch ist. Eine interfragmentäre Kompression ist nicht zu erreichen, und die Platte hätte lediglich die Funktion einer Schiene. Zwar wird bei einem ausreichend großen Defekt die maximal zulässige Dehnung des Granulationsgewebes im Frakturspalt nicht überschritten werden, also eine sekundäre Knochenheilung möglich sein, aber es ist andererseits bekannt, daß die Platte ohne knöcherne Abstützung durch Ermüdung bricht. Ein Ausweg wäre die Änderung der Osteosynthesetaktik und die Anwendung eines Verriegelungsnagels.

Schwieriger ist die Beantwortung der Frage nach dem Ersatz des fehlenden Knochens. Man beobachtet nach Belassen kleiner isolierter Kortikalisfragmente im Frakturbereich häufig ihren ausbleibenden Einbau. Deshalb werden diese Kortikalisbruchstücke oft entfernt. Der entstandene Defekt muß dann zur Erreichung und Beschleunigung des knöchernen Durchbaus mit einem geeigneten Knochentransplantat aufgefüllt werden. Hier bietet sich die autologe Spongiosa an. Ihre allen anderen knöchernen Transplantaten überlegene osteogenetische Potenz ist unumstritten. (G. Axhausen 1908; Petrow 1912; Matti 1929, 1932, 1936; W. Axhausen 1951, 1962; Schweiberer 1970, 1971; Kuner et al. 1972; Urist 1965, 1973; Urist u. Iwata 1973; Urist et al. 1967, 1968, 1970, 1974; Saur et al. 1978; Rehn 1976; Rehn u. Lies 1981; Schweiberer et al. 1982).

Wolter (1976) hatte darüber hinaus gezeigt, daß durch Kompression verdichtete Spongiosa eine Intensivierung der Knochenneubildung bewirkt.

Rehn u. Schramm (1970) hatten darauf hingewiesen, daß auch transplantierte autologe Kortikalis ebenso wie autologe Spongiosa – wenn auch im geringeren Maße – zu einer Knochenneubildung führt. Daß der kompakte Knochen durchaus zur Osteogenese befähigt ist, zeigten Versuche, in denen der Einfluß von Periost und Endost auf die knöcherne Ausheilung eines Kortikalisdefekts ausgeschaltet wurden (Basset et al. 1961). W. Axhausen (1962) hält den kompakten Knochen wegen seiner schlechten Revaskularisierbarkeit als Transplantat für ungeeignet, schreibt ihm aber auch eine osteogenetische Wirkung zu.

Bekannt ist in jedem Falle die dem Einbau des Transplantats entgegenwirkende Instabilität in Abhängigkeit von der Größe des knöchernen Defekts und von der angewendeten Osteosynthesetechnik.

1.1 Problemstellung

Aus dieser Konstellation ergaben sich 2 Probleme:

1. Kann komprimierte, geformte Spongiosa der Instabilität im Transplantatlager entgegenwirken und zu einer Verbesserung der Knochenneubildung bzw. des knöchernen Durchbaus beitragen?
2. Gibt es eine Verwendungsmöglichkeit für die aus der Frakturzone entfernten Kortikalisbruchstücke als effektives Transplantationsmaterial?

1.1.1 Theoretische Modellanordung

Diesen Überlegungen wurde eine theoretische Modellanordnung zugrunde gelegt. Eine konstante Defektosteotomie sollte mit verschiedenen Instabilitätsgraden versehen werden. Die Auffüllung der Defekte (Abb. 2) sollte einmal nach dem Prinzip einer Feder erfolgen, die die in der Defektzone auftretenden Bewegungen elastisch auffängt und die auf sie einwirkende Gesamtdehnung auf ihre Länge gleichmäßig verteilt.

Nach einem 2. Prinzip sollten die Defekte mit einem steifen Körper aufgefüllt werden, der in direktem, kraftschlüssigen Kontakt zu den Fragmentenden zu ihrer Stabilisierung beiträgt.

Für das 1. Prinzip bot sich die Verwendung komprimierter Spongiosazylinder an. Die aus Spongiosa komprimierten Körper wiesen aufgrund ihres Anteiles an elastischen Gewebeelementen ein elastisches Verhalten auf.

Entsprechend dem 2. Prinzip mußte ein weitgehend starrer, den mechanischen Eigenschaften der Kortikalis entsprechender Körper gefunden werden. Da aber der kompakte Knochen eine schlechte Revaskularisationstendenz aufweist und deshalb als Knochentransplantat weniger geeignet erschien, wurde seine Oberfläche durch Hobeln zu 80–100 µm dicken und 2–3 mm langen Spänen vergrößert. Diese Kortikalismikrospäne wurden dann zu Zylindern komprimiert und in einer In-vitro-Versuchsreihe auf ihre Steifigkeit geprüft.

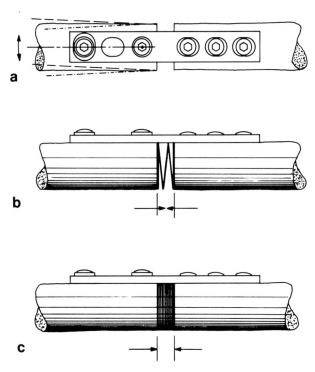

Abb. 2 a – c. 2 Grundprinzipien der Auffüllung eines instabilen Defektes.
a Instabilitätsmodell,
b elastisches Transplantat verteilt Deformation,
c steifes Transplantat wirkt abstützend

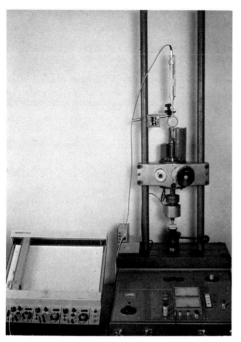

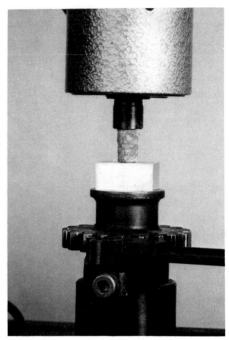

Abb. 3. Mikroton-Ermüdungstestmaschine

Abb. 4. Belastungstest eines Zylinders aus komprimierten Kortikalishobelspänen bzw. aus komprimierter Spongiosa

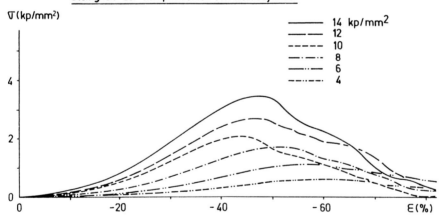

Abb. 5. Mechanisches Verhalten der Zylinder aus komprimierten Kortikalishobelspänen bei Axialbelastung

Dabei konnte demonstriert werden, daß die mit hohem Druck komprimierten Zylinder aus gehobelter Kortikalis erst bei einer Axialbelastung von 3 kp/mm^2 irreversibel deformiert wurden (Abb. 5).

In einer weiteren Meßreihe wurde das physikalische Verhalten komprimierter Spongiosazylinder untersucht und festgestellt, daß sich die geformten Körper 30 s nach ihrer Kompression um ca. 20% ausgedehnt hatten. Dieses Verhalten war reproduzierbar, ohne daß die Zylinder zerfielen (Abb. 6).

Anhand rasterelektronenmikroskopischer Untersuchungen, die am Stereo-scan 600 der Firma Cambridge durchgeführt wurden, konnte dann die Porosität der komprimierten Körper aus spongiösem und kompakten Knochen ermittelt werden. Nach der Kompression der Kortikalishobelspäne mit 600 kp (12 kp/mm^2) entstanden sehr dichte Körper, deren Porengröße unter 20 µm lag (Abb. 7, 8).

Komprimierte man Spongiosa mit 600 kp (12 kp/mm^2), so waren die Preßlinge deutlich porös. Man erkannte die großen Poren mit einem Durchmesser von 60 – 80 µm (Abb. 9, 10).

Entsprechend diesen Ergebnissen und den vorausgegangenen Überlegungen sollte in einer tierexperimentellen Versuchsreihe das Einbauverhalten von autologem spongiösem Knochen in lockerer und komprimierter Form sowie von gehobeltem, autologem kompaktem Knochen in locker und komprimiert eingebrachter Form in den instabilen diaphysären Defekt eines Röhrenknochens untersucht werden.

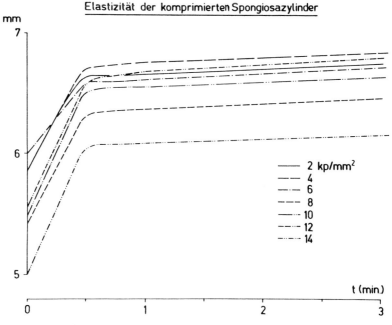

Abb. 6. Ausdehnung der komprimierten Spongiosazylinder nach Axialbelastung

6

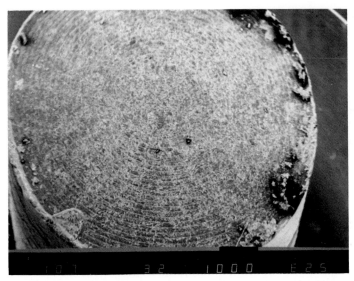

Abb. 7. Rasterelektronenmikroskopische Darstellung eines mit 12 kp/mm² komprimierten Kortikalishobelspanzylinders (20x)

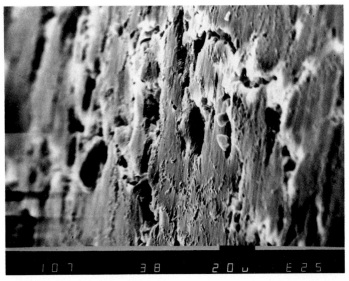

Abb. 8. Rasterelektronenmikroskopische Darstellung der Oberfläche des Zylinders aus komprimierten Kortikalishobelspänen mit geringer Porosität (1000x)

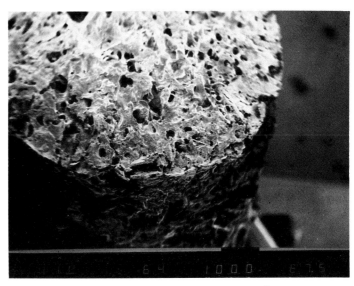

Abb. 9. Rasterelektronenmikroskopische Darstellung eines mit 12 kp/mm^2 komprimierten Spongiosazylinders (20x)

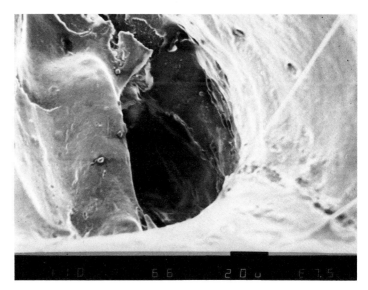

Abb. 10. Rasterelektronenmikroskopische Darstellung der Oberfläche des Zylinders aus komprimierter Spongiosa mit weiten Poren (1000x)

8

1.2 Arbeitsziel

Arbeitsziel war die Klärung folgender Fragen:

1. Wie gut sind Transplantate aus autologer Spongiosa und autologen Kortikalismikrospänen in Hinsicht auf einen soliden knöchernen Durchbau eines instabilen Defekts in einer möglichst kurzen Zeit?
2. Kann durch Kompression von autologen Spongiosa- und autologen Kortikalishobelspantransplantaten eine Verbesserung der Knochenheilung im instabilen Defekt erreicht werden?

2 Material und Methoden

2.1 Übersicht

In einer tierexperimentellen Versuchsanordnung wurden autologe „lockere Spongiosa", autologe „komprimierte Spongiosa", autologe „gehobelte lockere Kortikalis" und autologe „gehobelte komprimierte Kortikalis" miteinander und mit einer Kontrolle „ohne Transplantat" verglichen. Die Transplantate wurden in je einen 5-mm-Defekt in der Mitte beider Radii von Beagles eingebracht. Die Defektosteotomien wurden in 3 Versuchsgruppen mit unterschiedlicher Stabilität eingeteilt. Die 1. Versuchsgruppe wies eine „stabile" Osteosynthese auf.

In der 2. Versuchsgruppe fand ein „instabiles" Pseudarthrosemodell Anwendung.

Die 3. Versuchsgruppe wurde mit einer „begrenzten Instabilität" versehen.

Nach einer Beobachtungszeit von 8 Wochen erfolgten die Entnahme und Aufarbeitung des Knochenmaterials. Die Auswertung wurde radiologisch anhand der Röntgenverlaufskontrollen, Makroradiographien und Computertomographien durchgeführt und histologisch an den Mikroradiographien, den Giemsa-Färbungen, den Tuschefüllungen sowie den polychromen Fluoreszenzmarkierungen vorgenommen. Die einzelnen Ergebnisse aus den verschiedenen Untersuchungsmethoden wurden miteinander verglichen.

2.2 Versuchstiere

Die Versuche wurden an 30 weiblichen Beagles aus französischer und deutscher Zucht mit einem Durchschnittsalter von 5,6 Jahren und einem mittleren Gewicht von 11,8 kg durchgeführt (Abb. 11, 12).

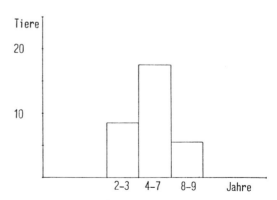

Abb. 11. Altersverteilung der Versuchstiere

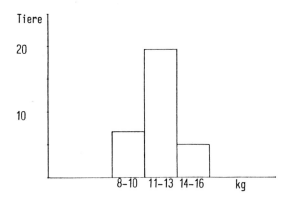

Abb. 12. Gewichtsverteilung der
Versuchstiere

Die Zuordnung der einzelnen Hunde zu den Versuchsgruppen war zufällig. Die Tiere wurden paarweise in 1,5 × 1,0-m-Boxen gehalten und hatten täglich 2–6 h Auslauf in einem 8 x 8-m-Naturgehege. Das Futter bestand aus ca. 200 g/Hund Biomill 431 und ca. 50 g/Hund Nafag 930 täglich. Das Wasser wurde über Selbsttränken zugeführt.

2.3 Instrumente

Zur Bearbeitung der Spongiosa- und Kortikalistransplantate sowie zur Vorbereitung des Transplantatbettes wurden folgende Geräte benutzt:

2.3.1 Zerkleinerungsgeräte

Die gleichmäßige Zerkleinerung der entnommenen Spongiosa wurde mit einem Mehr-klingenmesser – Klingenabstand 1 mm – durchgeführt. Als Unterlage diente eine Petri-Glasschale. Für die Herstellung der gehobelten Kortikalis wurde ein horizontal laufen-der Surform-Hobel Nr. 21.506 der Firma Stanley Tools Ltd., England, benutzt (Abb. 13), auf den über einen Schacht die Radiusresektate mit einem Stempel gedrückt wurden. Der Antrieb erfolgte mit einer fest eingebauten Antriebsmaschine der Firma Synthes und dem Winkelgetriebe Nr. 351.10 des gleichen Herstellers.

2.3.2 Waage

Zur quantitativen Bestimmung des fragmentierten Materials wurde eine Präzisionswaa-ge der Firma Mettler, Zürich, Typ K7T mit einer Wiegegenauigkeit von 100 mg benutzt.

2.3.3 Kompressionsgerät

Das zerkleinerte und abgewogene Knochenmaterial wurde mit Hilfe der pneumatisch angetriebenen Kompressionsmaschine nach Wolter (1977; nicht veröffentlicht) von der Firma Gerhard Hug GmbH., Freiburg-Umkirch, im 8-mm-Kompressionszylinder

(Abb. 14) verdichtet. Die Maschine wurde mit Druckluft betrieben. Der angewendete Druck konnte an einem Manometer abgelesen werden.

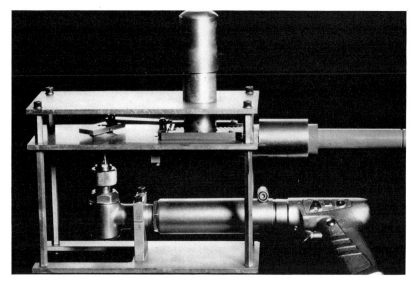

Abb. 13. Gerät zum Hobeln der Kortikalisresektate

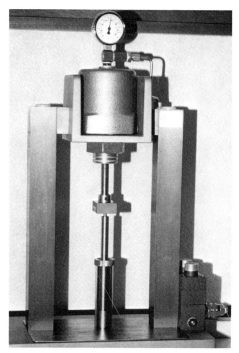

Abb. 14. Spongiosakompressions-maschine nach Wolter (1976)

2.3.4 Säge

Die Osteotomie des Radius sowie die Resektion eines 5 mm breiten diaphysären Abschnitts erfolgten mit einer oszillierenden Säge der Firma Synthes, die mit 2 parallel gestellten Sägeblättern bestückt war, die durch ein 4,6 mm breites Distanzstück getrennt waren.

2.3.5 Platten

Zur Stabilisierung der Radiusdefektosteotomien fanden 2,7-mm-Spann-Gleitloch-Platten von 50,2 mm Länge (6-Loch), 8 mm Breite und 2 mm Höhe Anwendung. Hersteller ist die Firma Synthes. Für die 3. Versuchsgruppe (begrenzt instabil) wurden die Platten so modifiziert, daß das proximal von der Osteotomie liegende Plattenloch auf 4,1 mm aufgebohrt und zusätzlich anstelle des obersten Plattenloches ein 6 mm breiter Querschlitz gefräst wurde.

2.3.6 Gleithülsen

In der 3. Versuchsgruppe wurden Gleithülsen aus Nylon verwendet (Abb. 15), mit denen die proximal von der Osteotomie liegenden Schrauben versehen worden waren. Die Hülsen hatten einen Innendurchmesser von 2,7 mm und einen Außendurchmesser von 4,1 mm. Der durch die Platte reichende Steg war 2,5 mm lang, der Kragen hatte einen Außendurchmesser von 7,0 mm.

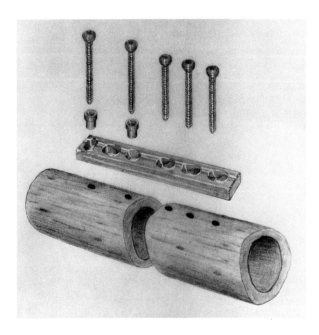

Abb. 15. Spezialplatte und Nylongleithülsen für das Modell eines definiert instabilen Defekts am Röhrenknochen

2.3.7 OP-Instrumente

Für die Operation gelangte das AO-Kleinfragmentinstrumentarium der Firma Synthes zur Anwendung.

2.4 Narkose

Die Narkose wurde nach den Richtlinien des Laboratoriums für experimentelle Chirurgie, Davos, durchgeführt. Dementsprechend erfolgte präoperativ eine Nahrungskarenz von 24 h. Zur Prämedikation, 30 min vor Narkosebeginn, erhielten die Hunde 0,1 mg/kg Körpergewicht Vetranquil und 0,4 mg Atropin i.m. Nach Punktion einer hinteren Beinvene und Einbringen eines Venflon-Katheters 18G Injektion einer 10%igen Pentothal-Lösung i.v. bis zum Erschlaffen der Unterkiefermuskulatur. Die Intubation erfolgte unter Sicht mit 7,0- oder 7,5-mm-Tubus. Die Narkose wurde als Inhalationsnarkose mit Spontanatmung im halbgeschlossenen System mit 1,0–1,5 Vol.% Halothan und einem N_2O/O_2-Gemisch im Verhältnis 1:1 bei einem Frischgasgemischflow von ca. 5 l/min fortgeführt. Über den Venenkatheter wurden 50–100 ml Ringer-Lactat/h infundiert.

Eine kontinuierliche Kreislaufkontrolle war durch eine pneumatische Blutdruck- und Pulsmeßmanschette an einer der hinteren Extremitäten gegeben.

Zur Dokumentation des Narkoseverlaufs wurden im Abstand von 10 min Puls, Atemfrequenz und Atemvolumen sowie Lid-, Kornea- und Pinnareflex registriert und protokolliert.

2.5 Operatives Vorgehen

Noch im Vorbereitungsraum erfolgten die gründliche Rasur beider Vorderbeine und eine Reinigung mit Betadine-Seife über 3 min. Nach Lagerung der Tiere auf dem Operationstisch in Linksseitenlage mit über den Rand hängenden Pfoten wurde die Hautdesinfektion mit Betadine-Lösung, die mit sterilen Kompressen 3 min aufgetupft wurde, vorgenommen. Abdecken mit sterilen Tüchern unter Freilassen beider Vorderläufe und nochmaliges Absprühen der vorderen Extremitäten mit Betadine-Lösung.

Im Tier-OP dann 2. Abdecken mit sterilen Tüchern und Aufbringen je einer Vi-drape-Klebefolie auf beide Vorderbeine. Der Hautschnitt wurde zunächst längs über dem proximalen Humerus gelegt und die Muskulatur in Faserrichtung gespalten. Nach Präparation des Humerus distal seines Kopfes wurde mit einem Meißel ein 5 x 5 mm großes Knochenfenster geschaffen und die Spongiosa mit einem scharfen Löffel entnommen. Die gewonnene Spongiosa wurde in einer feuchten Kammer aufbewahrt.

Die Darstellung des Radius erfolgte durch einen Hautschnitt über seiner medialen Kante und durch stumpfes Trennen der Extensoren von den Flexoren über eine Distanz von ca. 6 cm. Anpassen und genaues Zurechtbiegen einer 6-Loch-Platte, die nach Einbringen der Schraubenlöcher mit einem 2,0-mm-Bohrer und nach Gewindeschneiden mit 2,7-mm-Kortikalisschrauben entsprechend der gemessenen Länge fixiert wurde. Die 3 distalen Plattenlöcher wurden dabei immer besetzt, die proximalen Plattenlöcher jedoch nach den Erfordernissen der Versuchsgruppe. Nach Abnahme der Platte wurde dann mit der oszillierenden Säge eine 5-mm-Defektosteotomie zwischen den Bohrlöchern 3 und 4 durchgeführt. Anschließend erfolgte das erneute Anbringen der Platte und die Stabilisierung der Defektosteotomie. Das gewonnene Kortikalisresektat wurde ebenso wie die Spongiosa in einer feuchten Kammer verwahrt. Das operative Vorgehen war rechts und links identisch.

Die aus dem proximalen Humerus gewonnene Spongiosa wurde mit einem Mehrklingenmesser in 1–2 mm große Partikel zerkleinert und auf der Präzisionswaage entsprechend dem Verteilungsmuster für lockere und für komprimierte Spongiosa abgewogen: 800 mg Spongiosa wurden im 8,0-mm-Kompressionszylinder verdichtet. Der am Manometer der Kompressionsmaschine abgelesene Druck betrug in der 1. (stabilen) und 2. (instabilen) Versuchsgruppe 400 kp (8 kp/mm^2), in der 3. (begrenzt instabilen) Gruppe 200 kp (4 kp/mm^2). Die so hergestellten Spongiosablöcke hatten eine Höhe von ca. 5 mm und paßten in das vorbereitete Transplantatlager.

400 mg Spongiosa wurden jeweils locker ins Transplantatlager eingelegt.

Das Kortikalisresektat wurde mit einer zu diesem Zweck gebauten Maschine gehobelt. Es entstanden Späne von 2–3 mm Länge und 80–100 µm Dicke (Abb. 16).

Diese Kortikalismikrospäne wurden auf der Präzisionswaage nach dem Verteilungsschema für gehobelte lockere Kortikalis und gehobelte komprimierte Kortikalis in 200 mg bzw. 400 mg abgewogen. Die 400-mg-Portionen wurden wie beschrieben im 8,0-mm-Kompressionszylinder verdichtet. Die hier angewendeten Drucke betrugen in der 1. (stabilen) und 2. (instabilen) Versuchsgruppe 600 kp (12 kp/mm^2) und in der 3. (begrenzt instabilen) Gruppe 300 kp (6 kp/mm^2). Die so gewonnenen Blöcke aus gehobelter komprimierter Kortikalis hatten eine Höhe von ca. 5 mm und konnten genau in den vorbereiteten Radiusdefekt eingepaßt werden (Abb. 17).

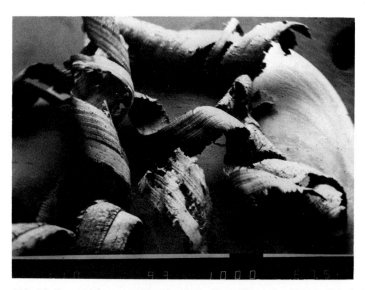

Abb. 16. Rasterelektronenmikroskopische Darstellung der Kortikalishobelspäne (20 ×)

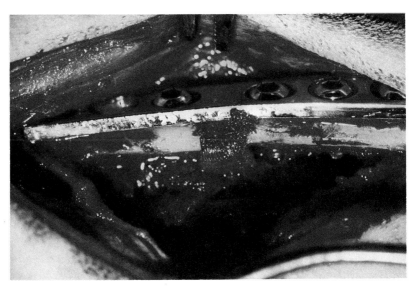

Abb. 17. Transplantat im „instabilen" Defekt (gehobelte komprimierte Kortikalis, Versuchsgruppe 2)

Die 200-mg-Portionen wurden jeweils locker in den Osteotomiedefekt eingelegt.

Über die eingebrachten Transplantate wurde die Muskulatur mit adaptierenden Vicryl-Nähten gezogen. Der Hautverschluß erfolgte mit Seralon-Rückstichnähten und einem Sprayverband.

2.6 Einteilung der Versuchsgruppen

Es wurden 3 Gruppen zur Untersuchung der Transplantate gebildet. Diese 3 Versuchsgruppen unterschieden sich durch das Ausmaß der Instabilität im Bereich der Radiusdefektosteotomie.

In der 1. Versuchsgruppe wurde eine „stabile" Osteosynthese durch Fixierung der beiden Radiusfragmente mit je 3 Kortikalisschrauben an die Platte durchgeführt (Abb. 18, 19).

Der 2. Versuchsgruppe lag ein bekanntes Pseudarthrosemodell zugrunde (Abb. 20, 21). Bei diesem Modell hatten Mueller et al. (1968) eine 2 mm dicke Querscheibe aus dem Radius beim Beagle entfernt und „instabil" mit einer 5-Loch-Platte, die distal mit 2 Schrauben fixiert und proximal nur locker mit 1 Schraube befestigt worden war, versorgt. Die Hunde hatten nach dem Eingriff voll belastet. Es war in allen Fällen zur Ausbildung einer Pseudarthrose gekommen.

Dieses Pseudarthrosemodell wurde für die neue Versuchsanordnung in einzelnen Punkten modifiziert:

1. Der Defekt wurde auf 5 mm erweitert.
2. Anstelle der 5-Loch-Platte wurde eine 6-Loch-Platte verwendet, um vergleichbare Bedingungen zu den Versuchsgruppen 1 und 3 herzustellen.

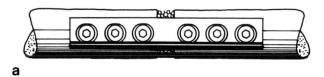

a

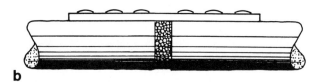

b

Abb. 18 a, b. Schematische Darstellung des „stabilen" Defekts (Versuchsgruppe 1)

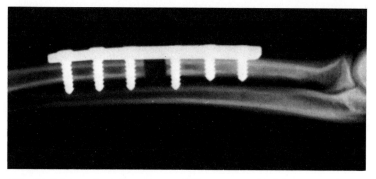

Abb. 19. Röntgendarstellung des „stabil" versorgten Defekts (Versuchsgruppe 1)

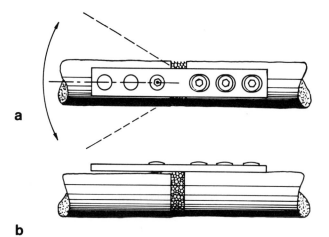

a

b

Abb. 20 a, b. Schematische Darstellung des „instabilen" Defekts (Versuchsgruppe 2)

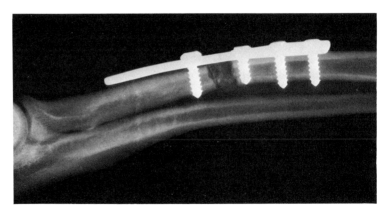

Abb. 21. Röntgendarstellung des „instabil" versorgten Defekts
(Versuchsgruppe 2)

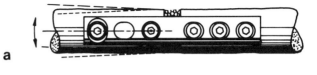

a

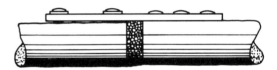

b

Abb. 22 a, b. Schematische Darstellung des „begrenzt instabilen" Defekts
(Versuchsgruppe 3)

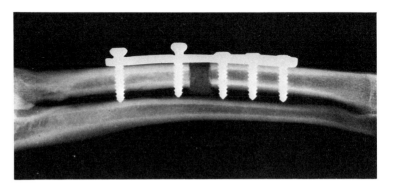

Abb. 23. Röntgendarstellung des „begrenzt instabil" versorgten Defekts
(Versuchsgruppe 3)

18

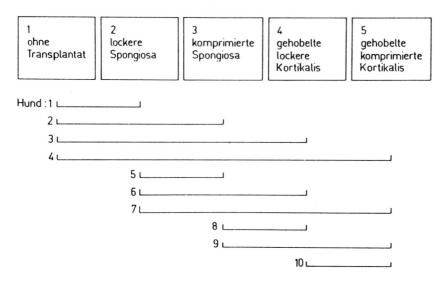

Abb. 24. Schematische Darstellung der Transplantatverteilung auf beide Radii von je 10 Hunden

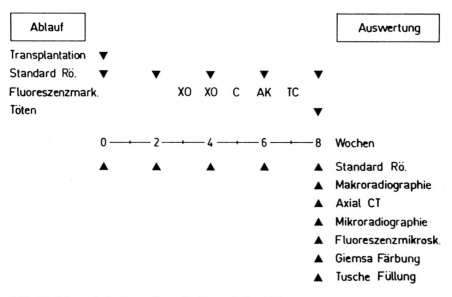

Abb. 25. Schematische Darstellung der Versuchsdurchführung

In der Versuchsgruppe 3 wurde durch die Entwicklung eines Instabilitätsmodells eine definierte „begrenzte Instabilität" erreicht.

Die proximal vom Radiusdefekt liegende Schraube wurde mit einer Nylongleithülse durch das aufgebohrte Plattenloch eingebracht und bildete den Drehpunkt der Bewegungen des proximalen Radiusfragments, die durch eine 2., mit einer Nylongleithülse bestückte, Schraube begrenzt waren. Diese 2. Schraube war durch den am proximalen Plattenende liegenden Querschlitz geführt. Die Deformierungsmöglichkeit des Radiusdefekts betrug – auf die Spaltbreite bezogen – 7,2% (Abb. 22, 23).

Die Verteilung der Transplantatarten und der transplantatfreien Kontrollen erfolgte auf beide Radii von je 10 Hunden in jeder dieser Versuchsgruppen nach folgendem Schema (Abb. 24).

2.7 Versuchsablauf (Abb. 25) und Auswertungsmethodik

Im Anschluß an die Operation wurden die Tiere für 1 Tag isoliert und dann bei komplikationslosem Verlauf wieder in den Regelbetrieb des Stalles eingegliedert.

2.7.1 Standardröntgen

Röntgenkontrollen beider Radii wurden unmittelbar postoperativ und im weiteren Verlauf alle 14 Tage in 2 Ebenen durchgeführt. Hierzu wurde ein Röntgengerät vom Typ Atlas C mit Ketron 300-Generator und Doppelfokus-Drehanodenröhre der Firma Kehrli Röntgen AG., Zürich, benutzt. Die 18 x 24 Agfa Curix RP1-Filme wurden mit einer Du Pont-Verstärkerfolie verwendet und bei 58 kV und 300 mA 0,04 sek belichtet. Neben den Knochen wurde ein Aluminiumstufenkeil (2–10 mm) gelegt. Der Film-Fokus-Abstand betrug 150 cm. Die Filme wurden nach Beschriftung mit dem Film-Scribor 5 min im Agfa-Entwickler G230, 10 min im Agfa-Fixierbad G334 und 20 min im Wasserbad behandelt.

Die Beurteilung des knöchernen Durchbaus anhand der Röntgenkontrollen erfolgte semiquantitativ. Die radiologische Dichte wurde nach Angaben von Matter et al. (1977) mit einem photographischen Belichtungsmesser (Minolta, Verstärker C, Ex CN 64 ASA), der mit einer schwarzen 4-mm-Loch-Schablone genau auf den Transplantationsbereich aufgesetzt werden konnte, bei konstanter Lichtquelle gemessen. Die Röntgendichte des gleichzeitig geröntgten 2–10-mm-Aluminiumstufenkeils diente als Vergleichsbasis, so daß die gemessene Dichte des Knochens entsprechend in mm Aluminium angegeben werden konnte.

2.7.2 Polychrome Fluoreszenzmarkierung

Zur Beobachtung des Knochenumbaus und der Knochenneubildung wurden den Tieren ab der 3 postoperativen Woche in 1wöchigen Abständen fluoreszierende Substanzen i.v. nach den Empfehlungen von Rahn u. Perren (1972, 1975) injiziert. Die Fluorochrome wurden in bestimmter Reihenfolge verabreicht:

3 Wochen postoperativ:
Xylenol-Orange (XO) 1 ml/kg Körpergewicht (9 g in 80 ml aqua dest., Zugabe von HCL bis pH 7,4, aqua dest. bis 100 ml).

4 Wochen postoperativ:
Xylenol-Orange (XO) 1 ml/kg Körpergewicht.

5 Wochen postoperativ:
Calcein grün (C) 1 ml/kg Körpergewicht (0,5 g in 80 ml aqua dest., Zugabe von NaOH bis pH 7,4, aqua dest. bis 100 ml).

6 Wochen postoperativ:
Alicarin-Komplexon rot (AK) 1 ml/kg Körpergewicht (3 g in 80 ml aqua dest., Zugabe von NaOH bis ph 7,4, aqua dest. bis 100 ml).

7 Wochen postoperativ:
Tetracyclin gelb (TC) 25 mg/kg Körpergewicht (Teramycin)

Die Auswertung der polychromen Fluoreszenzmarkierung wurde nach Herstellung der Histologiepräparate vorgenommen und wird an dieser Stelle beschrieben.

2.7.3 Tuschegefäßfüllung

Nach Ablauf der 8. postoperativen Woche wurde den Tieren in Narkose 400 ml einer Tuschelösung unter Druck über einen Kavakatheter (Firma Baun, Melsungen) in den linken Ventrikel infundiert. Der Katheter wurde über die freigelegte linke A. femoralis geschoben. Die Tuschelösung war aus Pelikan-Chinatusche und Ringer-Lactat im Verhältnis 1:1 gemischt und durch eine Seidengaze M1 (1 μm) der Firma Seidengaze-Fabrik AG gefiltert worden. Nach einer Kreislaufzeit von 5 min wurden die Tiere mit 0,3 ml/kg Körpergewicht Vetanarcol i.v. getötet.

2.7.4 Makroradiographie

Nach Tötung der Tiere wurden die Vorderbeine subkutan herauspräpariert und in der Articulatio cubiti sowie in der Articulatio radiocarpea exartikuliert. Die Präparate kamen für 5 Tage in 40%igen Alkohol und wurden dann nach Entfernung des Osteosynthesematerials im Faxitron 804 (Field Emission Corp. McMinnville Oregon, USA) in 2 Ebenen geröntgt. Die verwendeten Agfa Structurix D4 18 ×24-Filme wurden bei 45 kV in Stufe 4 mit 0,5-mm-Aluminiumfilter 5 min belichtet. Auf den Film wurde neben den Radius ein Aluminiumstufenkeil (2–10 mm) projiziert. Die Entwicklung der Filme erfolgte analog der der Standardröntgenaufnahmen. Die Auswertung der Makroradiographien wurde wie die der Standardröntgenaufnahmen densitometrisch und bezüglich des knöchernen Durchbaus semiquantitativ vorgenommen.

2.7.5 Axialcomputertomographie

Nach der Herstellung der Makroradiographien wurden die noch verbliebenen Weichteile vom Knochen entfernt und der Radiusanteil mit der Transplantationszone herausgesägt. Zur Kennzeichnung des proximalen bzw. distalen Abschnittes wurde der Säge-schnitt distal genau in Höhe des dem Transplantationsbezirk benachbarten Schrauben-kanals proximal neben diesen gelegt. Entsprechend den Mitteilungen von Schenk (1965) wurden die Knochensegmente in einer aufsteigenden Alkoholreihe – 40%, 80% 96%, 100% – je 3 Tage entwässert. Die Einbettung in Methylmetacrylat verlief schrittweise über 3 Tage Xylol, 3 Tage MMA 1 (pur), 3 Tage MMA 2 (Methylmetacrylat 1 + 2% Di-benzoyl-Peroxyd) und 3 Tage MMA 3 (Methylmetacrylat 1 + 4% Dibenzoyl-Peroxyd + 25% Plastoid). Das in Methylmetacrylat eingebettete Radiuspräparat wurde im Axialto-mographen „Isotom" (Institut für biomedizinische Technik der Universität und ETH Zürich) im transversalen Querschnitt mit dem engkolliminierten Photonenstrahl einer 125-I-Quelle unter 48 verschiedenen Winkeln abgetastet, wobei die Intensität der trans-mittierten Strahlung während jeder linearen Abtastbewegung 128mal gemessen wurde (Ruegsegger u. Elsasser 1976; Diehl u. Cordey 1983). Aus den 48 Projektionen des Prä-parates entstand ein digitales Querschnittsbild, das mittels einer Farbmatrix auf einem Fernsehmonitor sichtbar wurde. Je Matrixpunkt wurde seinem numerischen Wert ent-sprechend 1 von 16 Farbstufen zugeordnet (Cordey u. Perren 1982). Die Monitorbilder wurden photographiert und semiquantitativ ausgewertet. Dabei wurde folgendermaßen vorgegangen:

Das vom Monitor hergestellte Diapositiv wurde projiziert. Es zeigte den zentralen Längsschnitt des Radius mit dem proximalen und dem distalen Knochenlager und den darinliegenden Schraubenkanälen der Osteosynthese sowie dem in der Mitte liegenden Transplantatbereich. Die Farbabstufung reichte von schwarz (geringste Dichte) über rot, blau, violett, grün, gelb, türkis, grau nach weiß (höchste Dichte) (Abb. 26).

Von einem Beobachter wurde in ein vorgegebenes Kastenschema der subjektive Ein-druck der verschiedenen Farbanteile entsprechend den Lokalisationen – proximales Knochenlager, proximaler Transplantatanteil, mittlerer Transplantatanteil, distaler Transplantatanteil und distales Knochenlager – eingetragen. Die zu bewertenden Farben erhielten in jeder Lokalisation 4 Felder, die mit Pfeilen entsprechend den Farbanteilen ausgefüllt wurden, z.B. Transplantatmitte:

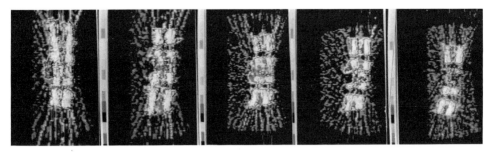

Abb. 26 a–e. Darstellung der Dichteunterschiede nach Transplantation lockerer Spongiosa, komprimierter Spongiosa, gehobelter lockerer Kortikalis und gehobelter komprimierter Kortikalis sowie in der Kontrolle ohne Transplantat nach 8 Wochen mit der Computertomographie

	schwarz	rot	blau	violett	grün	gelb	türkis	grau	weiß
Tpl. Lokal.									

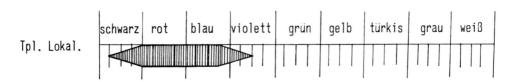

Diese Pfeile wurden schematisch kodiert:

4 3 2 1

So ergaben sich beispielsweise für das Transplantat und das angrenzende Knochenlager folgende Zahlenreihen:

	schwarz	rot	blau	violett	grün	gelb	türkis	grau	weiß
prox.KL.						1 2 3 4 4	4 4 4 3 2 1		
Tpl.prox.				1 2 3 4	4 4 3 2 1				
Tpl.Mitte	1 2 3 4 4 4	4 4 4 4 3 2 1							
Tpl.dist.				1 2 3 4	4 4 3 2 1				
dist.KL.					1 2 3 4	4 4 4 4 4 4 3 2 1			

Die Zahlenreihen wurden miteinander in Abhängigkeit von den eingebrachten Transplantaten verglichen.

2.7.6 Mikroradiographie

Die im „Isotom" untersuchten, das Knochenpräparat einschließenden Methylmetacrylatblöcke wurden im Sägemikrotom Leitz 1600 (Leitz Wetzlar) in ca. 100 µm dicke Scheiben gesägt. Die Sägerichtung lag längs zur Radiusachse und parallel zu den Schraubenkanälen, so daß auf jedem Abschnitt das proximale und das distale Knochenlager mit dem dazwischen liegenden Transplantatbezirk enthalten war.

Auf einer Läppmaschine der Firma Sterly AG (Pieterlen, Schweiz) wurden die 100 µm dicken Scheiben auf 60 µm heruntergeschliffen. Je 3 zentral aus dem Block stammende Schliffpräparate wurden im Faxitron 804 mit Zusatzgerät für Mikroradiographie auf „Kodak spectroscopic plates" geröntgt. Bei 26 kV wurde 15 min belichtet. Die „spetroscopic plates" wurden dann 5 min im Kodak-Entwickler D19, 10 min im Agfa-Fixierer

D334 und 20 min im Wasserbad behandelt. Anhand der Mikroradiographien wurden mikroskopische Flächenmessungen des neugebildeten Knochens und semiquantitative Beschreibungen der Transplantatresorption vorgenommen.

Die Flächenmessungen wurden mit dem Wild-M7-Stereomikroskop, ergänzt durch einen Zeichentubus und dem Bit pad 1-Digitalisierbrett mit angeschlossenem CBM 8032-Mikrocomputer durchgeführt. Die im Mikroskop sichtbaren Knochenneubildungs-areale wurden mit dem in das Gesichtsfeld eingespiegelten Lichtpunkt des Markierungs-stiftes auf dem Digitalisierbrett umfahren und vom Computer in mm^2 ausgerechnet.

2.7.7 Histologie (Giemsa-Färbung, Tuschegefäßdarstellung, Fluoreszenzmikroskopie)

Insgesamt wurden 1787 Knochenschliffe hergestellt. Von den Knochenschliffen eines Blockes erhielt jeder zweite eine Giemsa-Färbung mit Azur-Eosin-Methylenblau-Lösung 10%ig zur Darstellung der Zellstrukturen. Der Rest blieb für die Beurteilung der poly-chromen Fluoreszenzmikroskopie ungefärbt. Die Knochenschliffe wurden mit Eukitt auf Glasobjektträgern eingedeckt und etikettiert. Die Auswertung der Giemsa-gefärbten Präparate erfolgte bezüglich der Gewebsdifferenzierung semiquantitativ. Die neugebil-deten Knochenflächen wurden in allen Schnitten nach dem oben beschriebenen Verfah-ren gemessen und als Durchschnittsfläche ausgerechnet.

Die Beschreibung der Vaskularisation erfolgte semiquantitativ anhand der tuschege-füllten Gefäße im Transplantationsbezirk.

In der polychromen Fluoreszenzmikroskopie bezog sich die Auswertung auf die zeit-lichen Abläufe bei der Knochenneubildung sowie auf den Knochenumbau. Die fluores-zenzmikroskopischen Untersuchungen wurden am inversen Kameramikroskop Zeiss ICM 405 mit Auflichtfluoreszenzeinrichtung vorgenommen. Es wurde mit Blaulichtfluo-reszenz (Filtersatz: Erregerfilter KP 490, Farbfilter FT 510 und Sperrfilter LP 528) gear-beitet.

Die zeitliche Zuordnung des neugebildeten Knochens ergab sich aus dem Vorhanden-sein der nach einem entsprechenden Zeitplan verabfolgten Fluorochrome in eben diesen Knochenneubildungen in analoger Reihenfolge (orange, orange, grün, rot, gelb). Angaben zum Knochenumbau im Transplantatlager, zur Resorption der Transplantat-anteile sowie zur Gewebsdifferenzierung erfolgten semiquantitativ.

Für die Mikrophotographie wurde mit einer Canon Fl-Kamera und Luminar-Objektiv (Leitz, Wetzlar) gearbeitet. Die Aufnahmen wurden mit Fuji-Film 400 gemacht.

2.8 Datenerfassung

Die Erfassung der Einzelergebnisse in kodierter Form wurde auf Datenprotokollen, die für die vorliegende Versuchsanordnung eingerichtet worden waren, vorgenommen (s. Beispiel im Anhang B). Registriert und protokolliert wurden semiquantitative Aussa-gen und objektive Messungen. Die Art der Erfassung ermöglichte eine einfache Umset-zung auf elektronische Datenträger und die Weiterbearbeitung des Datenmaterials. Für Signifikanzunterschiede wurde eine Überschreitungswahrscheinlichkeit von 5% vorgege-ben. Signifikanzen wurden nur dort geprüft, wo methodisch relevante Ergebnisse zu er-warten waren.

3 Ergebnisse

3.1 Heilungsverlauf

Die operierten Hunde belasteten während der gesamten Beobachtungzeit beide Vorderbeine gleichmäßig und kräftig. Ein Tier aus der 2. Versuchsgruppe erlitt eine Ulnafraktur. In je 1 Fall entwickelte sich in der 2. und 3. Versuchsgruppe eine Wundinfektion durch Staphylococcus aureus. Die übrigen Operationswunden heilten reizlos. Bei 2 Hunden der Versuchsgruppe 2 wurde eine Lockerung der proximalen Schraube beobachtet.

Die ausgefallenen Versuchstiere wurden durch neue Tiere entsprechend dem Verteilungsschema für die Transplantate in den jeweiligen Gruppen ersetzt.

3.2 Röntgendichte und knöcherne Defektüberbrückung in der Verlaufskontrolle (Standardröntgen)

Bei der Durchsicht der Röntgenverlaufskontrollen fielen zunächst die hohen radiologischen Ausgangsdichten der komprimierten Spongiosa und besonders der gehobelten komprimierten Kortikalistransplantate auf. Bis zur 6. Woche war dann eine deutliche Abnahme ihrer Dichte in den Versuchsgruppen 1 (stabil) und 2 (instabil) zu beobachten. In der 3. Versuchsgruppe (begrenzt instabil) war diese Erscheinung geringer ausgeprägt und kehrte sich schon in der 4. postoperativen Woche um.

Für die komprimierte Spongiosa wurden nach der 8. Woche in allen Versuchsgruppen Werte gemessen, die sich nicht wesentlich vom Ausgangswert unterschieden. Die gehobelte komprimierte Kortikalis erreichte ihre Ausgangswerte in keinem Fall.

Die lockere Spongiosa lag in ihrer Anfangsphase in allen Versuchsgruppen bei 6 mm Aluminiumäquivalent und bot in den ersten 4 postoperativen Wochen schwankende Werte. Von der 4. Woche an lagen ihre Dichtewerte über denen der übrigen Transplantate, und nach der 8. postoperativen Woche wurden gegenüber ihren Anfangswerten deutlich höhere Röntgendichten um 8 mm Aluminiumäquivalent gemessen.

Die gehobelte lockere Kortikalis hatte direkt postoperativ gegenüber der lockeren Spongiosa etwas höhere Werte, zeigte bis zur 4. Woche eine abnehmende Tendenz und lag nach der 8. Woche geringfügig über ihren Ausgangswerten.

Die Kontrollgruppe ohne Transplantat zeigte eine kontinuierliche Dichtezunahme, die vom Ausgangswert 4 mm Aluminium bis zur 8. Woche in der Versuchsgruppe 1 6 mm Aluminium, in der Versuchsgruppe 2 5 mm Aluminium und in der Versuchsgruppe 3 über 7 mm Aluminiumäquivalent erreichte (Abb. 27 – 29).

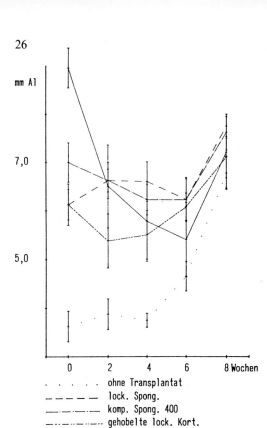

. . . . . . ohne Transplantat
— — — — — lock. Spong.
—.—.—.— komp. Spong. 400
—..—..—.. gehobelte lock. Kort.
——————— gehobelte komp. Kort. 600

Abb. 27. Radiologische Dichte (Standardröntgen) in der Versuchsgruppe 1 (instabil). Mittelwerte ± Standardfehler

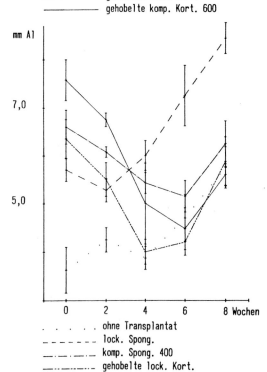

. . . . . . ohne Transplantat
— — — — — lock. Spong.
—.—.—.— komp. Spong. 400
—..—..—.. gehobelte lock. Kort.
——————— gehobelte komp. Kort. 600

Abb. 28. Radiologische Dichte (Standardröntgen) in der Versuchsgruppe 2 (stabil). Mittelwerte ± Standardfehler

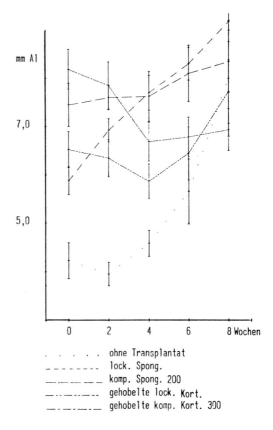

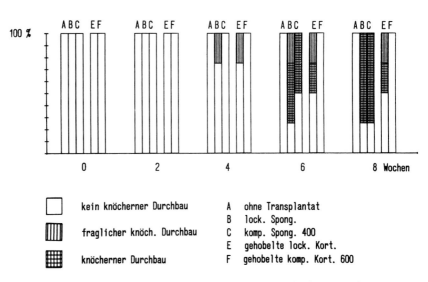

mm Al

7,0

5,0

0   2   4   6   8 Wochen

```
. . . . . .   ohne Transplantat
_ _ _ _ _ _   lock. Spong.
_ . _ . _ _   komp. Spong. 200
_ . . _ . _ _  gehobelte lock. Kort.
_ . _ . _ . _  gehobelte komp. Kort. 300
```

Abb. 29. Radiologische Dichte (Standardröntgen) in der Versuchsgruppe 3 (begrenzt instabil). Mittelwerte ± Standardfehler

100 %

ABC EF   ABC EF   ABC EF   ABC   EF   ABC   EF

0   2   4   6   8 Wochen

☐ kein knöcherner Durchbau   A ohne Transplantat
                                   B lock. Spong.
▥ fraglicher knöch. Durchbau   C komp. Spong. 400
                                   E gehobelte lock. Kort.
▦ knöcherner Durchbau   F gehobelte komp. Kort. 600

Abb. 30. Knöcherner Durchbau (Standardröntgen) in der Versuchsgruppe 1 (stabil). Semiquantitative Bestimmung

Ein knöcherner Durchbau der Defektosteotomien ließ sich in der Versuchsgruppe 1 (stabil) von der 6. Woche an bei lockerer Spongiosa, komprimierter Spongiosa und gehobelter lockerer Kortikalis nachweisen (Abb. 30).

In der 2. Versuchsgruppe (instabil) war in keinem Fall ein sicherer knöcherner Durchbau zu beobachten (Abb. 31). In der 3. Versuchsgruppe (begrenzt instabil) war ein teilweiser knöcherner Durchbau ab der 6. postoperativen Woche bei lockerer Spongiosa und komprimierter Spongiosa festzustellen (Abb. 32).

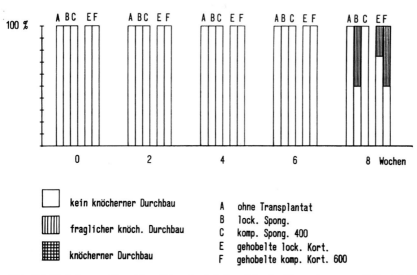

Abb. 31. Knöcherner Durchbau (Standardröntgen) in der Versuchsgruppe 2 (instabil). Semiquantitative Bestimmung

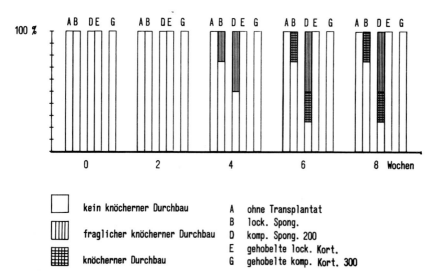

Abb. 32. Knöcherner Durchbau (Standardröntgen) in der Versuchsgruppe 3 (begrenzt instabil). Semiquantitative Bestimmung

3.3 Röntgendichte und knöcherne Defektüberbrückung nach 8 Wochen (Makroradiographie)

Die radiologischen Dichtemessungen der einzelnen Transplantate anhand der Makroradiographien ergaben nach 8 Wochen den Röntgenstandardaufnahmen ähnliche Tendenzen.

In der Versuchsgruppe 1 (stabil) lagen die Dichtewerte aller Transplantate und der Kontrollgruppe ohne Transplantat dicht beieinander (Abb. 33).

In der 2 Versuchsgruppe (instabil) ließen sich für lockere Spongiosa, komprimierte Spongiosa und gehobelte lockere Kortikalis höhere Dichten in entsprechender Reihenfolge gegenüber der Kontrollgruppe ohne Transplantat nachweisen. Die gehobelte komprimierte Kortikalis wies im Vergleich zur Kontrollgruppe ohne Transplantat keinen Unterschied auf (Abb. 34).

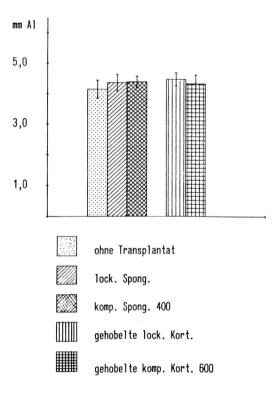

Abb. 33. Radiologische Dichte (Makroradiographie) in der Versuchsgruppe 1 (stabil). Mittelwerte ± Standardfehler

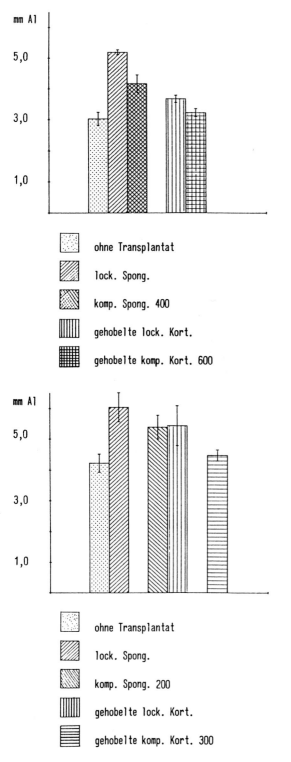

mm Al

5,0

3,0

1,0

▦ ohne Transplantat

▨ lock. Spong.

▨ komp. Spong. 400

▥ gehobelte lock. Kort.

▦ gehobelte komp. Kort. 600

Abb. 34. Radiologische Dichte
(Makroradiographie) in der
Versuchsgruppe 2 (instabil).
Mittelwerte ± Standardfehler

mm Al

5,0

3,0

1,0

▦ ohne Transplantat

▨ lock. Spong.

▨ komp. Spong. 200

▥ gehobelte lock. Kort.

▤ gehobelte komp. Kort. 300

Abb. 35. Radiologische Dichte
(Makroradiographie) in der
Versuchsgruppe 3 (begrenzt instabil).
Mittelwerte ± Standardfehler

Die 3. Versuchsgruppe (begrenzt instabil) wies für lockere Spongiosa, gehobelte lockere Kortikalis, komprimierte Spongiosa und gehobelte komprimierte Kortikalis in dieser Reihenfolge gering höhere Dichtewerte gegenüber der Kontrollgruppe ohne Transplantat auf (Abb. 35).

Ein knöcherner Durchbau ließ sich in der Versuchsgruppe 1 (stabil) nach Anwendung von lockerer Spongiosa und gehobelter lockerer Kortikalis in 75% der Fälle und bei komprimierter Spongiosa in 50% feststellen (Abb. 36, 37).

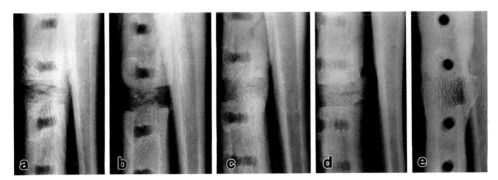

Abb. 36 a–e. Makroradiographische Darstellung der Knochenneubildung in der Versuchsgruppe 1 (stabil) nach Transplantation lockerer Spongiosa, komprimierter Spongiosa 400, gehobelter lockerer Kortikalis und gehobelter komprimierter Kortikalis 600 sowie in der Kontrolle ohne Transplantat

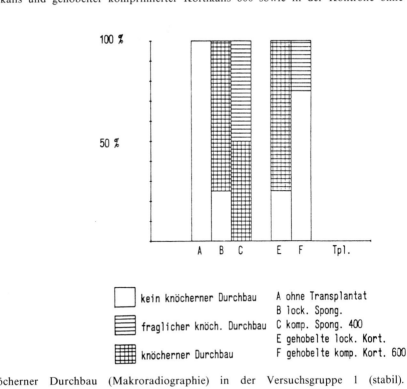

Abb. 37. Knöcherner Durchbau (Makroradiographie) in der Versuchsgruppe 1 (stabil). Semiquantitative Bestimmung

In der 2. Versuchsgruppe (instabil) war ein knöcherner Durchbau nur in 50% der Fälle bei lockerer Spongiosa und in 25% bei gehobelter lockerer Kortikalis nachweisbar (Abb. 38, 39).

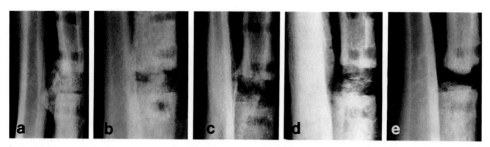

Abb. 38 a–e. Makroradiographische Darstellung der Knochenneubildung in der Versuchsgruppe 2 (instabil) nach Transplantation lockerer Spongiosa, komprimierter Spongiosa 400, gehobelter lockerer Kortikalis und gehobelter komprimierter Kortikalis 600 sowie in der Kontrolle ohne Transplantat

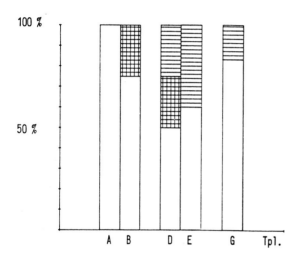

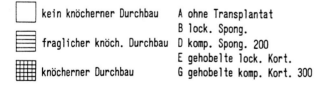

kein knöcherner Durchbau	A ohne Transplantat
	B lock. Spong.
fraglicher knöch. Durchbau	D komp. Spong. 200
	E gehobelte lock. Kort.
knöcherner Durchbau	G gehobelte komp. Kort. 300

Abb. 39. Knöcherner Durchbau (Makroradiographie) in der Versuchsgruppe 2 (instabil). Semiquantitative Bestimmung

Die Versuchsgruppe 3 (begrenzt instabil) zeigte einen knöchernen Durchbau in 25%
der untersuchten Präparate bei komprimierter und lockerer Spongiosa (Abb. 40, 41).

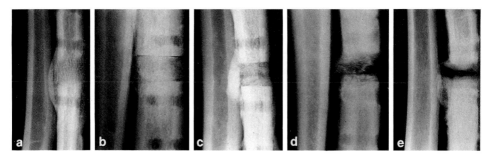

Abb. 40 a–e. Makroradiographische Darstellung der Knochenneubildung in der Versuchsgruppe 3
(begrenzt instabil) nach Transplantation lockerer Spongiosa, komprimierter Spongiosa 200,
gehobelter lockerer Kortikalis und gehobelter komprimierter Kortikalis 300 sowie in der Kontrolle
ohne Transplantat

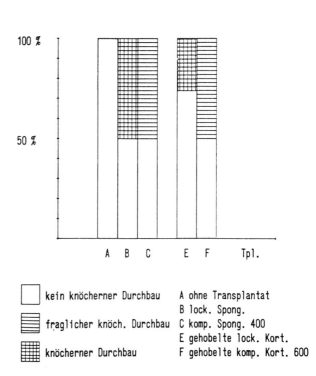

Abb. 41. Knöcherner Durchbau (Makroradiographie) in der Versuchsgruppe 3 (begrenzt instabil).
Semiquantitative Bestimmung

34

3.4 Radiologische Dichte nach 8 Wochen (Axial-Computertomographie)

Die semiquantitative Dichtebestimmungen der Transplantate im CT zeigten in ihren Ergebnissen einen den Standardröntgenaufnahmen und den Makroradiographien entsprechenden Trend.

In der Reihenfolge gehobelte lockere Kortikalis, komprimierte Spongiosa, lockere Spongiosa, Kontrollgruppe ohne Transplantat und gehobelte komprimierte Kortikalis lagen die Dichtebewertungen in der ersten Versuchsgruppe (stabil) dicht beieinander (Abb. 42).

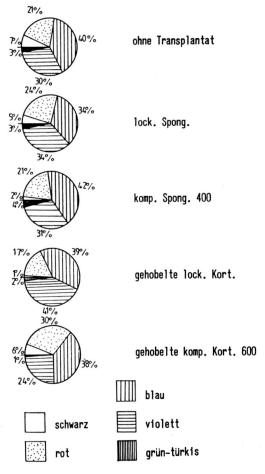

Abb. 42. Radiologische Dichte in der Versuchsgruppe 1 (stabil). Semiquantitative Bestimmung. Schwarz geringste, grün-türkis höchste Dichte

In der Versuchsgruppe 2 (Abb. 43) (instabil) folgten der lockeren Spongiosa komprimierte Spongiosa, gehobelte lockere Kortikalis, gehobelte komprimierte Kortikalis und die Kontrollgruppe ohne Transplantat.

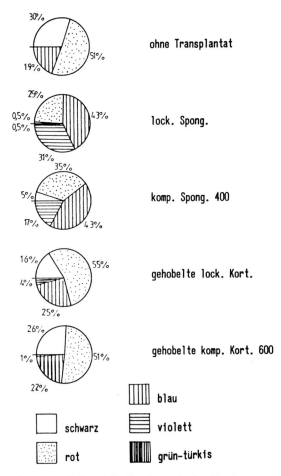

Abb. 43. Radiologische Dichte in der Versuchsgruppe 2 (instabil). Semiquantitative Bestimmung. Schwarz geringste, grün-türkis höchste Dichte

Die Versuchsgruppe 3 (begrenzt instabil) (Abb. 44) zeigte in der Abstufung lockere Spongiosa, komprimierte Spongiosa, gehobelte lockere Kortikalis und gehobelte komprimierte Kortikalis abnehmende Unterschiede zur Kontrollgruppe ohne Transplantat.

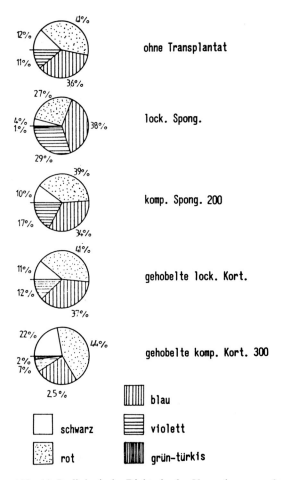

ohne Transplantat

lock. Spong.

komp. Spong. 200

gehobelte lock. Kort.

gehobelte komp. Kort. 300

schwarz

rot

blau

violett

grün-türkis

Abb. 44. Radiologische Dichte in der Versuchsgruppe 3 (begrenzt instabil). Semiquantitative Bestimmung. Schwarz geringste, grün-türkis höchste Dichte

3.5 Transplantatresorption und Knochenneubildung periostal und interfragmentär nach 8 Wochen (Mikroradiographie)

Die semiquantitative Bestimmung der Transplantatresorption ergab einen deutlichen Abbau der locker eingefügten Spongiosa und auch der locker eingebrachten gehobelten Kortikalis, während bei komprimierter Spongiosa und gehobelter komprimierter Kortikalis nur eine geringe bzw. z. T. keine Resorption beobachtet werden konnte (Abb. 45–49).

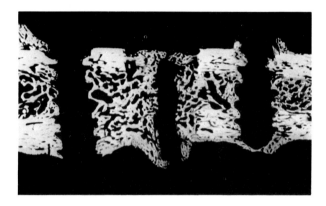

Abb. 45. Mikroradiographische Darstellung der Knochenneubildung in der Versuchsgruppe 1 (stabil) ohne Transplantat, ca. 4×

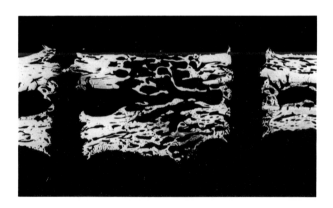

Abb. 46. Mikroradiographische Darstellung der Knochenneubildung in der Versuchsgruppe 1 (stabil) nach Transplantation lockerer Spongiosa, ca. 4 ×

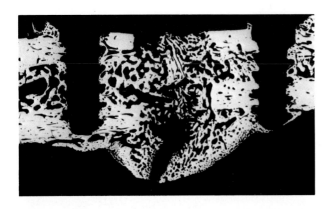

Abb. 47. Mikroradiographische Darstellung der Knochenneubildung in der Versuchsgruppe 1 (stabil) nach Transplantation komprimierter Spongiosa 400, ca. 4×

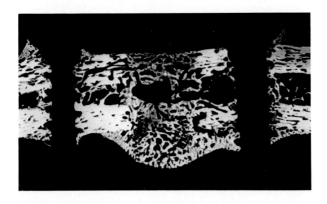

Abb. 48. Mikroradiographische Darstellung der Knochenneubildung in der Versuchsgruppe 1 (stabil) nach Transplantation gehobelter lockerer Kortikalis, ca. 4×

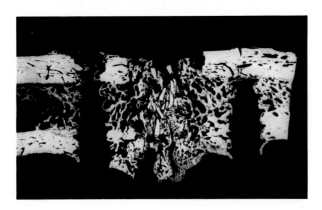

Abb. 49. Mikroradiographische Darstellung der Knochenneubildung in der Versuchsgruppe 1 (stabil) nach Transplantation gehobelter komprimierter Kortikalis 600, ca. 4×

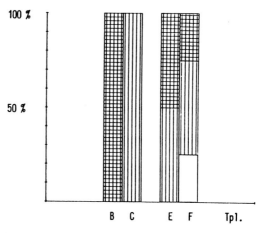

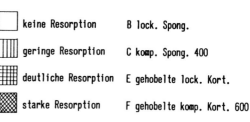

Abb. 50. Resorption des Transplantats (Mikroradiographie) in der Versuchsgruppe 1 (stabil). Semiquantitative Bestimmung

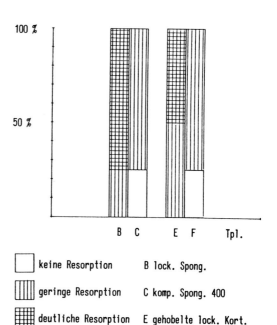

Abb. 51. Resorption des Transplantats (Mikroradiographie) in der Versuchsgruppe 2 (instabil). Semiquantitative Bestimmung

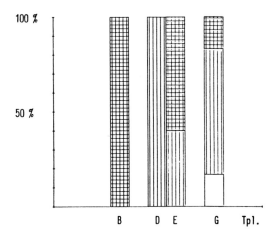

100 %

50 %

B   D E   G   Tpl.

☐ keine Resorption   B lock. Spong.

▥ geringe Resorption   D komp. Spong 200

▦ deutliche Resorption   E gehobelte lock. Kort.

▨ starke Resorption   G gehobelte komp. Kort. 300

Abb. 52. Resorption des Transplantats (Mikroradiographie) in der Versuchsgruppe 3 (begrenzt instabil). Semiquantitative Bestimmung

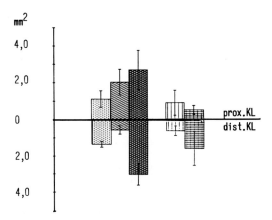

mm²

4,0

2,0

0

2,0

4,0

prox.KL
dist.KL

▦ ohne Transplantat

▨ lock. Spong.

▨ komp. Spong. 400

▥ gehobelte lock. Kort.

▦ gehobelte komp. Kort. 600

Abb. 53. Periostaler Kallus im Bereich des proximalen und distalen Knochenlagers (Mikroradiographie) in der Versuchsgruppe 1 (stabil). Mittelwerte ± Standardfehler

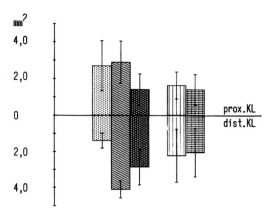

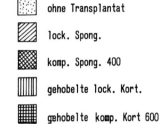

Abb. 54. Periostaler Kallus im Bereich des
proximalen und distalen Knochenlagers
(Mikroradiographie) in der
Versuchsgruppe 2 (instabil).
Mittelwerte ± Standardfehler

ohne Transplantat

lock. Spong.

komp. Spong. 400

gehobelte lock. Kort.

gehobelte komp. Kort 600

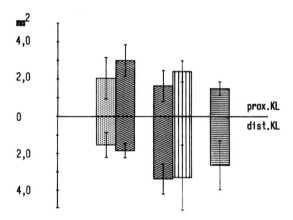

Abb. 55. Periostaler Kallus im Bereich
des proximalen und distalen
Knochenlagers (Mikroradiographie) in
der Versuchsgruppe 3 (begrenzt
instabil).
Mittelwerte ± Standardfehler

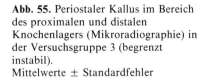

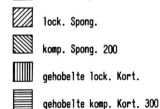

ohne Transplantat

lock. Spong.

komp. Spong. 200

gehobelte lock. Kort.

gehobelte komp. Kort. 300

In der Versuchsgruppe 2 (instabil) war die Transplantatresorption insgesamt gegenüber den Versuchsgruppen 1 (stabil) und 3 (begrenzt instabil) gemindert (Abb. 50–52).

Bei der Flächenmessung des an den Radiusfragmenten neugebildeten periostalen Kallus fanden sich in der Versuchsgruppe 1 (stabil) deutlich höhere Werte periostaler Knochenneubildung nach Transplantation komprimierter Spongiosa, während lockere Spongiosa, gehobelte komprimierte Kortikalis, die Kontrollgruppe ohne Transplantat und gehobelte lockere Kortikalis keine großen Unterschiede erkennen ließen (Abb. 53).

In der Versuchsgruppe 2 (instabil) wurde eine insgesamt stärkere periostale Knochenneubildung nachgewiesen, die v. a. die lockere Spongiosa betraf. Die komprimierte Spongiosa, die Kontrollgruppe ohne Transplantat, die gehobelte lockere Kortikalis sowie die gehobelte komprimierte Kortikalis hatten eine annähernd gleiche periostale Kallusbildung zur Folge (Abb. 54).

Auch die 3. Versuchsgruppe (begrenzt instabil) zeigte gegenüber der stabilen Gruppe eine insgesamt vermehrte periostale Knochenneubildung. Hier waren die Unterschiede zwischen den einzelnen Transplantaten jedoch geringer (Abb. 55).

Die Flächenmessung des interfragmentären Kallus, d. h. des zwischen den Radiusfragmenten neugebildeten Knochens brachte die höchsten Werte in der ersten Versuchsgruppe (stabil) für komprimierte und lockere Spongiosa sowie für gehobelte lockere Kortikalis. Die interfragmentäre Knochenneubildung bei gehobelter komprimierter Kortikalis führte zu geringerer Knochenneubildung als bei der Kontrollgruppe ohne Transplantat (Abb. 56).

In der 2. Versuchsgruppe (instabil) zeigte die lockere Spongiosa eine sehr viel größere Knochenneubildungsfläche gegenüber der komprimierten Spongiosa und der gehobelten lockeren Kortikalis, die jedoch über den gemessenen Flächenwerten der Kontrollgruppe ohne Transplantat und der gehobelten komprimierten Kortikalis lagen (Abb. 57).

In der 3. Versuchsgruppe (begrenzt instabil) hatten lockere und komprimierte Spongiosa zu mehr interfragmentärer Knochenneubildung geführt als die gehobelte lockere Kortikalis und die Kontrollgruppe ohne Transplantat. Die gehobelte komprimierte Kortikalis zeigte eine deutlich geringere Kallusbildung (Abb. 58).

Betrachtet man den Anteil neugebildeten Knochens im Verhältnis zum gesamten interfragmentären Bereich, so hatten gehobelte lockere Kortikalis und lockere Spongiosa in der 1. Versuchsgruppe (stabil) die höchsten Werte. In den Versuchsgruppen 2 (instabil) und 3 (begrenzt instabil) ergaben sich keine neuen Aspekte im Vergleich zu den Absolutwerten der interfragmentären Kallusbildung in diesen Gruppen. (Die Graphiken zur relativen interfragmentären Knochenneubildung und Signifikanzangaben befinden sich im Anhang 3).

Die größte Anzahl unveränderter Transplantatreste war, bezogen auf alle Versuchsgruppen, bei denen mit den höchsten Drucken komprimierten Spongiosa- und gehobelten Kortikalistransplantaten zu beobachten (Abb. 59). Mit abnehmendem Kompressionsdruck nahm auch die Anzahl unveränderter Transplantatpartikel ab.

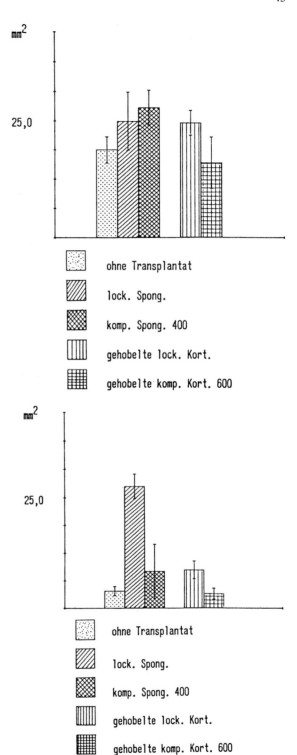

Abb. 56. Interfragmentärer Kallus
(Mikroradiographie) in der
Versuchsgruppe 1 (stabil).
Mittelwerte ± Standardfehler

Abb. 57. Interfragmentärer Kallus
(Mikroradiographie) in der
Versuchsgruppe 2 (instabil).
Mittelwerte ± Standardfehler

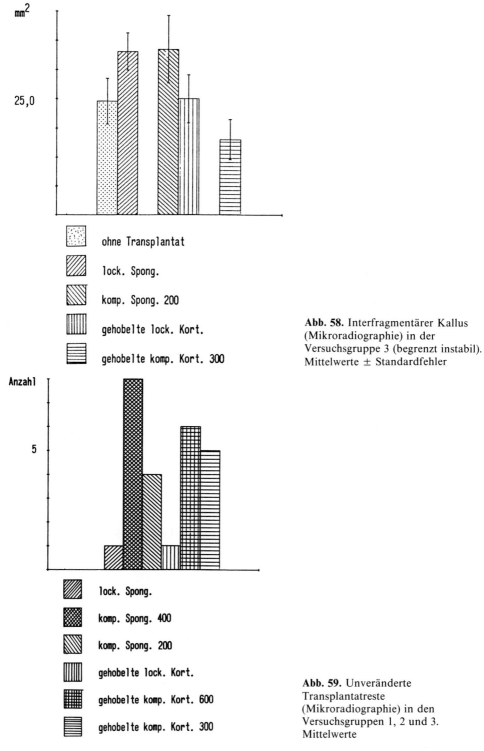

mm²

25,0

☐ ohne Transplantat

▨ lock. Spong.

▨ komp. Spong. 200

▥ gehobelte lock. Kort.

▤ gehobelte komp. Kort. 300

Abb. 58. Interfragmentärer Kallus (Mikroradiographie) in der Versuchsgruppe 3 (begrenzt instabil). Mittelwerte ± Standardfehler

Anzahl

5

▨ lock. Spong.

▧ komp. Spong. 400

▨ komp. Spong. 200

▥ gehobelte lock. Kort.

▤ gehobelte komp. Kort. 600

▤ gehobelte komp. Kort. 300

Abb. 59. Unveränderte Transplantatreste (Mikroradiographie) in den Versuchsgruppen 1, 2 und 3. Mittelwerte

3.6 Interfragmentäre Knochenneubildung nach 8 Wochen (Giemsa-Färbung)

Die Mittelwerte der Flächenmessungen von allen Giemsa-gefärbten Knochenschliffen deckten sich mit den Ergebnissen der Flächenmessungen an den Makroradiographien in allen 3 Versuchsgruppen weitestgehend (Abb. 60, 61, 62).

Auch die Auswertungsergebnisse der prozentualen interfragmentären Kallusanteile (bezogen auf den gesamtinterfragmentären Bereich) zeigten weitgehende Übereinstimmung mit den Beobachtungen an den Mikroradiographien in allen 3 Versuchsgruppen. (Die Graphiken zur relativen interfragmentären Knochenneubildung und Signifikanzangaben befinden sich im Anhang C).

3.7 Revaskularisation (Tuschefüllung)

Die locker eingebrachten Transplantate (lockere Spongiosa und gehobelte lockere Kortikalis) wiesen in der 1. Versuchsgruppe (stabil) eine dichtere Vaskularisation auf als die komprimierten Transplantate (komprimierte Spongiosa und gehobelte komprimierte Kortikalis) (Abb. 63). Bei letzteren war der Anteil mit Vaskularisation der Transplantatrandzonen deutlich vergrößert.

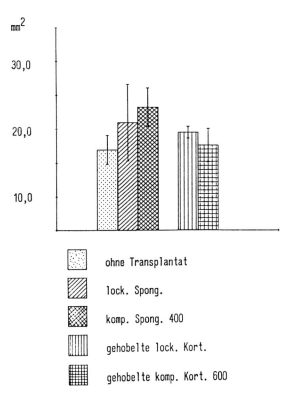

Abb. 60. Interfragmentäre Kallusfläche (Giemsa-Färbung) in der Versuchsgruppe 1 (stabil). Mittelwerte ± Standardfehler

ohne Transplantat

lock. Spong.

komp. Spong. 400

gehobelte lock. Kort.

gehobelte komp. Kort. 600

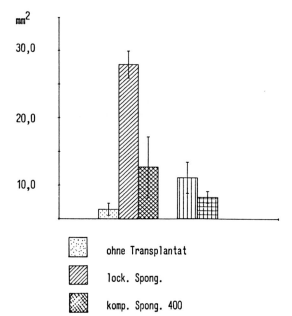

mm^2

30,0

20,0

10,0

ohne Transplantat

lock. Spong.

komp. Spong. 400

gehobelte lock. Kort.

gehobelte komp. Kort. 600

Abb. 61. Interfragmentäre Kallusfläche (Giemsa-Färbung) in der Versuchsgruppe 2 (instabil). Mittelwerte ± Standardfehler

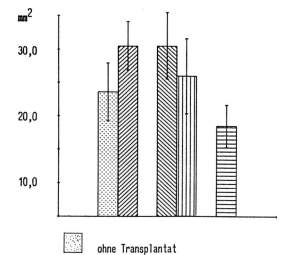

mm^2

30,0

20,0

10,0

ohne Transplantat

lock. Spong.

komp. Spong. 200

gehobelte lock. Kort.

gehobelte komp. Kort. 300

Abb. 62. Interfragmentäre Kallusfläche (Giemsa-Färbung) in der Versuchsgruppe 3 (begrenzt instabil). Mittelwerte ± Standardfehler

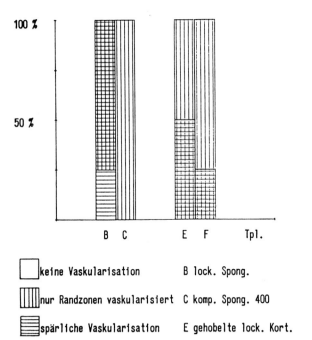

Abb. 63. Vaskularisierung des Transplantats (Tuschefüllung) in der Versuchsgruppe 1 (stabil). Semiquantitative Bestimmung

keine Vaskularisation   B lock. Spong.

nur Randzonen vaskularisiert   C komp. Spong. 400

spärliche Vaskularisation   E gehobelte lock. Kort.

dichte Vaskularisation   F gehobelte komp. Kort. 600

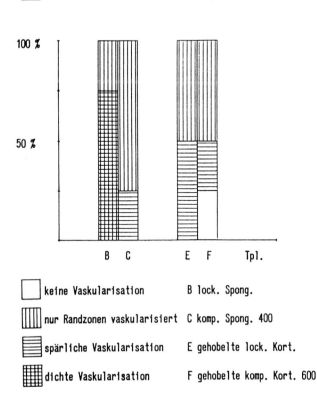

Abb. 64. Vaskularisierung des Transplantats (Tuschefüllung) in der Versuchsgruppe 2 (instabil). Semiquantitative Bestimmung

keine Vaskularisation   B lock. Spong.

nur Randzonen vaskularisiert   C komp. Spong. 400

spärliche Vaskularisation   E gehobelte lock. Kort.

dichte Vaskularisation   F gehobelte komp. Kort. 600

In der 2. Versuchsgruppe (instabil) war diese Tendenz wieder deutlich, jedoch schien die Gefäßeinsprossung in den interfragmentären Raum insgesamt verringert (Abb. 64).

In der Versuchsgruppe 3 (begrenzt instabil) war die Vaskularisation der komprimierten Transplantate (komprimierte Spongiosa, gehobelte komprimierte Kortikalis) gegenüber der Versuchsgruppe 1 vermehrt (Abb. 65).

3.8 Knochenumbau, Knochenneubildung und knöcherne Defektüberbrückung in der retrospektiven Verlaufskontrolle (Fluoreszenzmikroskopie)

Verglich man den Knochenumbau im Bereich des Transplantatlagers (Abb. 66, 67), so wurde deutlich, daß auf der plattennahen Seite des Knochens ein geringer Knochenumbau vorhanden war. Die plattenferne Seite zeigte demgegenüber eine gesteigerte Umbaurate. Mit der Zunahme der Instabilität schien die Umbaurate auf der plattennahen Seite abzunehmen, während auf der plattenfernen Seite kein wesentlicher Unterschied festzustellen war.

Die erste zu beobachtende Knochenanlagerung an Transplantatpartikeln fand sich bei gehobelter lockerer Kortikalis in der Versuchsgruppe 1 (stabil) in der 4. Woche bei 75% der durchgemusterten Knochenschliffe. Von der 6. Woche an fand sich in den untersuchten Präparaten aller Transplantate eine Knochenanlagerung an die transplantierten Partikel (Abb. 68).

In der 2. Versuchsgruppe (instabil) trat die erste Knochenanlagerung an das Transplantat erst später und in einer geringeren Zahl der mikroskopierten Präparate auf. Jedoch zeigte die lockere Spongiosa schon in der 5. postoperativen Woche eine Knochenneubildung in allen untersuchten Schnitten (Abb. 69).

In der Versuchsgruppe 3 (begrenzt instabil) waren die Verhältnisse ähnlich denen in der 1. Gruppe. Die Knochenanlagerung an die gehobelten Kortikalistransplantate trat jedoch später auf (Abb. 70).

Der knöcherne Durchbau war, gemessen an der Zahl der mikroskopierten Präparate mit einer Brücke aus neugebildetem Knochen in 80–90% bei gehobelter lockerer Kortikalis und lockerer Spongiosa in der 1. Versuchsgruppe (stabil) zu beobachten. Komprimierte Spongiosa erbrachte einen knöchernen Durchbau von ca. 60%; die gehobelte komprimierte Kortikalis und die Vergleichsgruppe ohne Transplantat lagen bei 40% (Abb. 71).

Sehr deutlich war der Unterschied in der 2. Versuchsgruppe (instabil). Hier fand sich in ca. 40% der durchgemusterten Schnitte mit lockerer Spongiosa eine knöcherne Brücke, während bei komprimierter Spongiosa und gehobelter lockerer Kortikalis wenigstens noch vereinzelt durchbaute Schnitte zu sehen waren, erbrachten die komprimierte gehobelte Kortikalis und die Kontrollgruppe ohne Transplantat keinen knöchernen Durchbau (Abb. 72).

In der 3. Versuchsgruppe (begrenzt instabil) waren die Osteotomiedefekte bei locker eingebrachter Spongiosa in etwa 60% der untersuchten Präparate durchbaut. Komprimierte Spongiosa zeigte in ca. 40% eine knöcherne Brücke, gehobelte lockere Kortikalis hatte in 20% der untersuchten Präparate zu einem Knochendurchbau geführt. Gehobelte komprimierte Kortikalis und die Kontrollgruppe ohne Transplantat wiesen nur vereinzelt Knochenbrücken auf (Abb. 73).

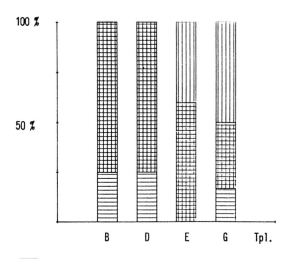

Abb. 65. Vaskularisierung des Transplantats (Tuschefüllung) in der Versuchsgruppe 3 (begrenzt instabil). Semiquantitative Bestimmung

keine Vaskularisation   B lock. Spong.

nur Randzonen vaskularisiert   D komp. Spong. 200

spärliche Vaskularisation   E gehobelte lock. Kort.

dichte Vaskularisation   G gehobelte komp. Kort. 300

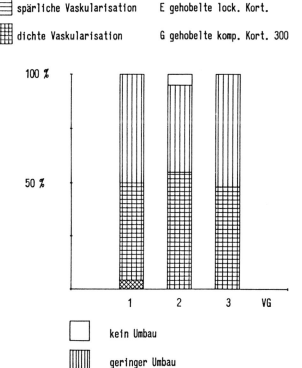

Abb. 66. Knochenumbau im Transplantatlager (Fluoreszenzmikroskopie) in den Versuchsgruppen 1, 2 und 3 plattennah. Semiquantitative Bestimmung

kein Umbau

geringer Umbau

deutlicher Umbau

ausgeprägter Umbau

50

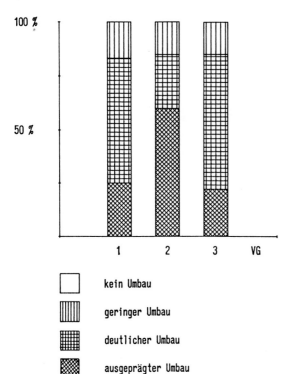

100 %

50 %

1   2   3   VG

kein Umbau

geringer Umbau

deutlicher Umbau

ausgeprägter Umbau

Abb. 67. Knochenumbau im
Transplantatlager, plattenfern.
Semiquantitative Bestimmung

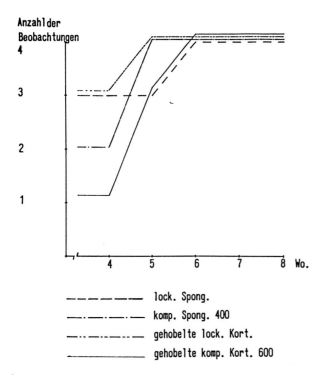

Anzahl der
Beobachtungen

4

3

2

1

4   5   6   7   8   Wo.

――――――― lock. Spong.

―・―・―・―・ komp. Spong. 400

―・・――――・・ gehobelte lock. Kort.

――――――― gehobelte komp. Kort. 600

Abb. 68. Zeitpunkt der ersten
Knochenanlagerung an das
Transplantat
(Fluoreszenzmarkierung) in der
Versuchsgruppe 1 (stabil).
Semiquantitative Bestimmung

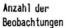

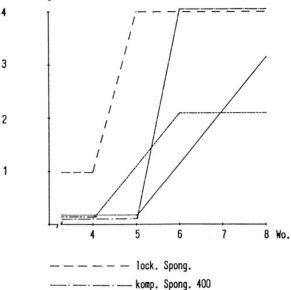

Abb. 69. Zeitpunkt der ersten Knochenanlagerung an das Transplantat (Fluoreszenzmarkierung) in der Versuchsgruppe 2 (instabil). Semiquantitative Bestimmung

– – – – – – lock. Spong.

—·—·—·—· komp. Spong. 400

—··—··—·—·gehobelte lock. Kort.

————————gehobelte komp. Kort. 600

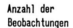

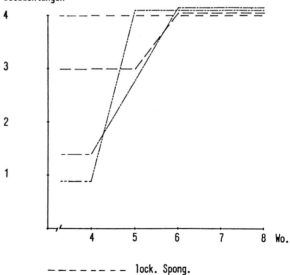

Abb. 70. Zeitpunkt der ersten Knochenanlagerung an das Transplantat (Fluoreszenzmarkierung) in der Versuchsgruppe 3 (begrenzt instabil). Semiquantitative Bestimmung

– – – – – – lock. Spong.

— — — — — komp. Spong. 200

—··—··—·· gehobelte lock. Kort.

— ·— ·— · gehobelte komp. Kort. 300

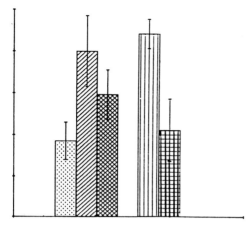

ohne Transplantat

lock. Spong.

komp. Spong. 400

gehobelte lock. Kort.

gehobelte komp. Kort. 600

Abb. 71. Anteil der Schnitte mit knöcherner Brückenbildung von der Gesamtschnittzahl (Fluoreszenzmikroskopie) in der Versuchsgruppe 1 (stabil). Mittelwerte ± Standardfehler

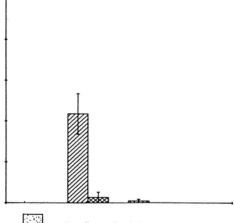

ohne Transplantat

lock. Spong.

komp. Spong. 400

gehobelte lock. Kort.

gehobelte komp. Kort. 600

Abb. 72. Anteil der Schnitte mit knöcherner Brückenbildung von der Gesamtschnittzahl (Fluoreszenzmikroskopie) in der Versuchsgruppe 2 (instabil). Mittelwerte ± Standardfehler

Untersuchte man den Zeitpunkt des knöchernen Durchbaus, so wurde deutlich, daß 75% der Präparate in der Versuchsgruppe 1 (stabil) mit lockerer Spongiosa bereits in der 4. Woche, solche mit gehobelter lockerer Kortikalis in der 5. Woche eine Brücke aus neugebildetem Knochen entwickelt hatten. Die anderen Transplantate führten erst später zum Durchbau (Abb. 74).

In der 2. Versuchsgruppe (instabil) erfolgte die Brückenbildung erst viel später. Lockere Spongiosa führte in 75% der beurteilten Präparate in der 7. Woche zum Durchbau, komprimierte Spongiosa und gehobelte lockere Kortikalis zeigten in 25% eine Brükkenbildung in der 8. Woche (Abb. 75).

In der Versuchsgruppe 3 (begrenzt instabil) sah man in 25% der Knochenschliffe mit lockerer Spongiosa einen knöchernen Durchbau in der 4. Woche. Komprimierte Spongiosa wies diesen Wert in der 5. Woche auf. In der 8. Woche waren 75% der lockeren Spongiosa und der gehobelten lockeren Kortikalistransplantate durchbaut, während nur 50% der komprimierten Spongiosa zur Brückenbildung geführt hatten. Die gehobelte komprimierte Kortikalis wies in der 8. Woche einen knöchernen Durchbau in 25% der untersuchten Präparate auf. In der Kontrollgruppe ohne Transplantat fand sich kein nennenswerter Anteil (Abb. 76).

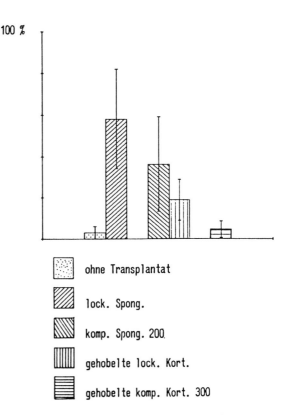

Abb. 73. Anteil der Schnitte mit knöcherner Brückenbildung von der Gesamtschnittzahl (Fluoreszenzmikroskopie) in der Versuchsgruppe 3 (begrenzt instabil). Mittelwerte ± Standardfehler

54

Anzahl der
Beobachtungen

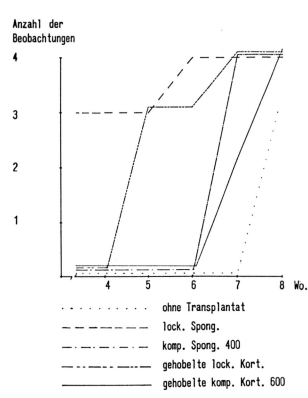

· · · · · · · · · · · ohne Transplantat

— — — — — — — lock. Spong.

—·—·—·—·—·— komp. Spong. 400

—··—··—··—··— gehobelte lock. Kort.

—————————— gehobelte komp. Kort. 600

Abb. 74. Zeitpunkt des knöchernen Durchbaus (Fluoreszenzmarkierung) in der Versuchsgruppe 1 (stabil). Semiquantitative Bestimmung

Anzahl der
Beobachtungen

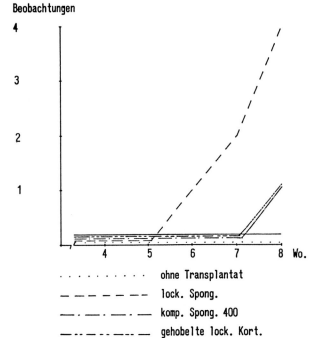

· · · · · · · · · · · ohne Transplantat

— — — — — — — lock. Spong.

—·—·—·—·—·— komp. Spong. 400

—··—··—··—··— gehobelte lock. Kort.

—————————— gehobelte komp. Kort. 600

Abb. 75. Zeitpunkt des knöchernen Durchbaus (Fluoreszenzmarkierung) in der Versuchsgruppe 2 (instabil). Semiquantitative Bestimmung

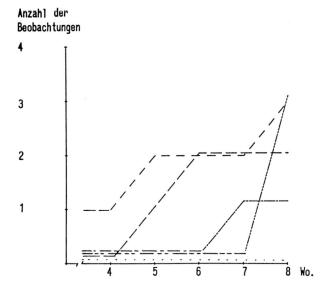

Anzahl der Beobachtungen

Abb. 76. Zeitpunkt des knöchernen Durchbaus (Fluoreszenzmarkierung) in der Versuchsgruppe 3 (begrenzt instabil). Semiquantitative Bestimmung

. . . . ohne Transplantat

— — — — — — lock. Spong.

— — — — — — komp. Spong. 200

— — ·· — — ·· — — gehobelte lock. Kort.

— — — · — · — — gehobelte komp. Kort. 300

4 Diskussion

4.1 Wertende Zusammenfassung der Versuchsergebnisse

Faßte man die transplantatbezogenen Einzelergebnisse der verschiedenen Untersuchungsmethoden in Reihen zusammen, aus denen sich Aussagen über Qualität und Quantität des neugebildeten Knochens ergaben, und ordnete man innerhalb dieser Reihen die Transplantate nach ihrer Wertigkeit, so erhielt man den Stellenwert eines jeden Transplantats bezüglich Qualität und Quantität der Knochenneubildung.

Die Ergebnisse der Flächenmessungen aus den Präparaten der Makroradiographie und der Giemsa-Färbungen wurden zu einer quantitativen Feststellung zusammengefaßt.

Aussagen über Vaskularisation, Resorption und radiologische Dichte der Transplantate sowie Angaben zum zeitlichen Ablauf der Knochenneubildung und des knöchernen Durchbaus ergaben die qualitative Feststellung.

Bei Anwendung dieses Prinzips entstand in der Versuchsgruppe 1 (stabil) unter quantitativen Gesichtspunkten die Wertigkeitsfolge:

1. komprimierte Spongiosa 400
2. lockere Spongiosa
3. gehobelte lockere Kortikalis
4. gehobelte komprimierte Kortikalis 600
5. Kontrollgruppe ohne Transplantat.

Legte man die qualitativen Parameter zugrunde, ergab sich die Reihenfolge:

1. lockere Spongiosa
2. gehobelte lockere Kortikalis
3. komprimierte Spongiosa 400
4. gehobelte komprimierte Kortikalis 600.

In der Versuchsgruppe 2 (instabil) ergab sich der Transplantatstellenwert bei Zugrundelegung der quantitativen Kriterien in der Reihenfolge:

1. lockere Spongiosa
2. komprimierte Spongiosa 400
3. gehobelte lockere Kortikalis
4. gehobelte komprimierte Kortikalis 600
5. Kontrollgruppe ohne Transplantat.

Unter Berücksichtigung der qualitativen Ergebnisse ergab sich die Bewertungsfolge:

1. lockere Spongiosa
2. gehobelte lockere Kortikalis
3. komprimierte Spongiosa 400
4. gehobelte komprimierte Kortikalis 600.

In der Versuchsgruppe 3 (begrenzt instabil) fand man bei quantitativer Bewertung:

1. lockere Spongiosa
2. komprimierte Spongiosa 200
3. gehobelte lockere Kortikalis
4. Kontrollgruppe ohne Transplantat
5. gehobelte komprimierte Kortikalis 300.

Faßte man die qualitativen Merkmale zusammen, entstand die Reihenfolge:

1. lockere Spongiosa
2. komprimierte Spongiosa 200
3. gehobelte lockere Kortikalis
4. gehobelte komprimierte Kortikalis 300.

4.2 Kommentar zu Voraussetzungen und Zielvorstellung

Die Mehrfragmentfraktur mit vielen, kleinen isolierten Kortikalisfragmenten im diaphysären Abschnitt eines langen Röhrenknochens war der Anlaß, über die Möglichkeiten einer Versorgung des dabei entstandenen instabilen Knochendefekts zu diskutieren. Als Zielvorstellung wurde die Verbesserung des knöchernen Durchbaus durch Anwendung komprimierter Spongiosatransplantate sowie die Wiederverwendung der Kortikalisbruchstücke bei der Defektauffüllung angesehen.

Der Zielsetzung war die Modellvorstellung einer elastischen und einer starren Auffüllung des instabilen Knochendefekts zugrunde gelegt worden. Dem Transplantat wurde neben seiner biologischen Funktion auch eine mechanische Aufgabe zugeordnet. So wurde angenommen, daß komprimierte Spongiosa ähnlich dem Prinzip einer Feder die auftretenden Bewegungen im Transplantatlager über die gesamte Defektlänge gleichmäßig verteilt und dadurch zu einer Reduzierung der Gewebsdehnung beiträgt.

Gehobelte komprimierte Kortikalis sollte nach dem Prinzip eines starren Körpers durch kraftschlüssigen Kontakt zu den Fragmentenden die Stabilität im Transplantatlager verbessern.

In eine derartige Betrachtungsweise der Statik gingen nicht die dynamischen Vorgänge des Knochenum- und -abbaus ein. Die Elastizität des komprimierten Spongiosazylinders, mehr noch die Steifigkeit des Körpers aus gehobelter komprimierter Kortikalis, konnten nur zum Zeitpunkt der Transplantation angenommen werden. Durch Resorption der Transplantatpartikel und Ersatz durch andere Gewebsformationen würden sich die mechanischen Eigenschaften schon bald verändert haben. Dennoch war die Frage nach der Wirksamkeit der angewendeten Prinzipien von Interesse.

Ein anderer Effekt der Strukturverdichtung bei der Kompression der Transplantate war die Verdoppelung der transplantierbaren Knochenmenge. Dies sollte zur Intensivierung der Knochenneubildung durch Vermehrung der osteogenetisch wirksamen Knochenzellen und der zur Osteoinduktion befähigten Knochengrundsubstanz führen, Wolter (1976) und Burri u. Wolter (1977) hatten die vermehrt auftretende Knochenneubildung durch Transplantation komprimierter Spongiosa u. a. diesem additiven Effekt zugeschrieben. Eine nachteilige Wirkung der Strukturverdichtung mußte aber in der Abnahme der Porosität gesehen werden. Dadurch konnte die vaskuläre Erschließbarkeit der Transplantate beeinträchtigt werden.

Während also mit zunehmendem Kompressionsdruck die mechanischen Eigenschaften und die osteogenetische Potenz optimierbar erschienen, konnte die Voraussetzung für eine Vaskularisation der Transplantate verschlechtert werden. Die angestrebten Vorteile konnten mit abnehmender Porosität der Transplantate durch fehlende Vaskularisation nicht mehr wirksam werden. Es lag also im Bereich der Möglichkeiten, daß durch Anwendung hoher Kompressionsdrucke bei der Herstellung der Transplantate eine Verschlechterung der knöchernen Defektüberbrükkung eintrat (Abb. 77).

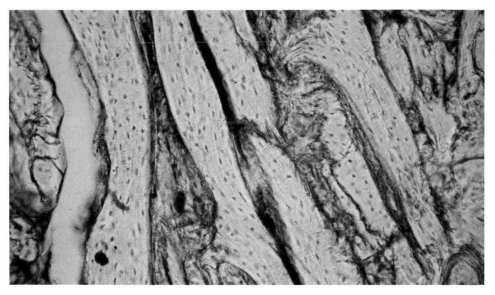

Abb. 77. Unveränderte, knöchern nicht eingebaute Partikel komprimierter Spongiosa nach 8 Wochen in der Versuchsgruppe 1 (stabil). Giemsa-Färbung ca. 300 ×

4.3 Einschätzungen zur Methodik

4.3.1 Bemerkungen zur Gruppeneinteilung und zu den Transplantatarten

Die Defektosteotomien wurden in 3 Versuchsgruppen mit einer abgestuften Instabilität versehen. In der 1. „stabilen" Gruppe handelt es sich im strengen Sinne um eine Gruppe mit geringer Instabilität. Die fehlende knöcherne Abstützung hatte bei Belastung der Platte Mikrobewegungen im Osteotomiedefekt zur Folge. Das Maß der Instabilität war abhängig vom Temperament und vom Gewicht des Hundes sowie von der Steifigkeit der Platte und konnte vernachlässigt werden, da bei einem 5 mm breiten Osteotomiespalt keine kritischen, die Knochenneubildung verhindernden Gewebsdehnungen zu erwarten waren. Diese Annahme wurde durch annähernd 40% spontan knöchern durchbauter Knochenschnitte in der Fluoreszenzmikroskopie bestätigt.

Die 2. „instabile" Gruppe bezog sich auf ein Pseudarthrosemodell nach Mueller et al. (1968). Ihr Instabilitätsgrad war undefiniert und abhängig von der Mobilität und dem Gewicht des Versuchstieres. Die Gewebsdehnung im Osteotomiespalt übertrat offenbar die für die Knochenneubildung kritische Grenze. Es wurde in keinem Fall, wie auch von Mueller et al. berichtet, eine spontane knöcherne Überbrückung der Fragmentenden beobachtet.

Die 3. „begrenzt instabile" Versuchsgruppe wies eine, durch den proximalen Platten-querschlitz bedingte, definierte Instabilität auf. Die hier möglichen Bewegungen im Osteotomiespalt lagen offenbar im Grenzbereich der für die Knochenneubildung kritischen Gewebsdehnung. Es konnten in etwa 3% der Knochenschnitte in der Fluoreszenz-mikroskopie spontan gebildete interfragmentäre Knochenbrücken beobachtet werden.

> Diese definiert instabile Verplattung ist für die Beurteilung der Transplantatwertig-keit von Bedeutung, da eine Verbesserung des knöchernen Durchbaus eher der Transplantatwirkung und nicht veränderlichen äußeren Einflüssen zuzuordnen ist.

Bei der Diskussion der Frage nach dem notwendigen Umfang einer Versuchsreihe, die signifikante, d. h. reproduzierbare und relevante Aussagen erbringen sollte, war zu be-rücksichtigen, daß die Versuchsparameter intra- und interindividuell ausgewogen sein mußten und genügend Wiederholungen der einzelnen Versuchsbedingungen als Voraus-setzung für signifikante Resultate gegeben waren. Die Zahl der Versuchstiere sollte mög-lichst gering sein, ohne daß aber die Aussagekraft der Versuchsreihe wesentlich einge-schränkt worden wäre. So wurden 4 Transplantatbedingungen pro Versuchsgruppe als die kleinste mögliche Anzahl angesehen. Daraus ergaben sich 10 Hunde für jede Ver-suchsgruppe. Die Zuteilung der Versuchstiere zu den Versuchsgruppen war zufällig. Die Verteilung der Transplantate innerhalb der 3 Gruppen erfolgte schematisch auf die rechten und linken Vorderbeine der Hunde. Für die Transplantate „lockere Spongiosa" und „gehobelte lockere Kortikalis" sowie für die Kontrollgruppe „ohne Transplantat" waren die Bedingungen in allen 3 Versuchsgruppen vergleichbar. Die Transplantatarten „komprimierte Spongiosa" und „gehobelte komprimierte Kortikalis" waren in den Gruppen „stabil" und „instabil" unter vergleichbaren Bedingungen angewendet worden. In der Gruppe „begrenzt instabil" kamen zwar die gleichen Knochenmengen, jedoch mit halbem Druck komprimiert, zur Transplantation. Ein Vergleich zu den ersten beiden Versuchsgruppen war daher bei diesen Transplantatarten nur mit Einschränkungen möglich und mußte in jedem Fall die Tendenzen berücksichtigen, die sich durch die gleichzeitige Veränderung der Instabilität ergeben hatten. Die durch die Veränderung der Instabilität hervorgerufene Wirkung ließ sich an den Transplantaten „lockere Spongiosa" und „gehobelte lockere Kortikalis" sowie der Kontrolle „ohne Transplantat" ablesen. Reagierten die Transplantatarten „komprimierte Spongiosa" und „gehobelte komprimierte Kortikalis" über dieses Maß, mußte dies dem verminderten Kompressionsdruck zugesprochen werden.

4.3.2 Wertigkeit der Auswertungsmethoden

Die angewendeten Auswertungsmethoden (Abb. 78) sind in ihrer Wertigkeit unterschiedlich zu beurteilen.

Abläufe und zeitliche Zuordnungen der jeweiligen Transplantatsituation waren durch die Standardröntgenverlaufskontrollen und die Auswertung der polychromen Fluoreszenzmarkierung gegeben. Situationsmomentaufnahmen nach 8 Wochen zeigten die übrigen Auswertungsverfahren.

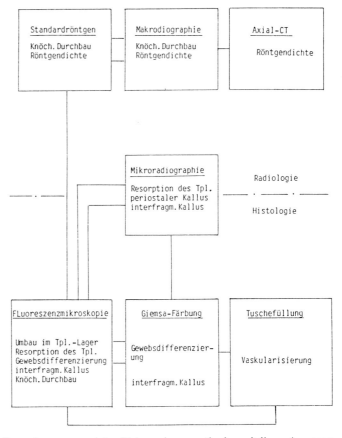

Abb. 78. Schematische Darstellung der angewendeten Untersuchungsmethoden mit ihren Aussagen und Zusammenhängen

In die mit radiologischen Methoden ermittelte Röntgendichte der Transplantate gingen beim Standardröntgen auch die umgebenden Weichteile mit ein. Dieser Fehler konnte bei etwa gleich großen Tieren vernachläßigt werden. Ebenso erschien das zum Einbetten der Radiusabschnitte benutzte Methylmetacrylat bei der semiquantitativen Auswertung der Computertomographie vernachlässigbar, da sein verfälschender Charakter für jedes untersuchte Präparat gleichmäßig wirkte.

Die Ermittlung der radiologischen Transplantatdichte anhand der Axial-Computertomographie erfolgte semiquantitativ. Im Vergleich mit den gemessenen Röntgendichten an den Standardaufnahmen und den Makroradiographien war die Genauigkeit der visuell ermittelten Dichtewerte im CT interessant. Die Auswertung erbrachte eine tendenzielle Übereinstimmung aller Werte.

Die Aussagekraft der radiologischen Dichte zu einem Meßzeitpunkt, z. B. nach Ablauf der 8. postoperativen Woche, war nur von untergeordneter Bedeutung. In den gemessenen Wert gingen sowohl Dichteanteile des neugebildeten Knochens als auch der nicht resorbierten Transplantatanteile ein. Die Densitometrie ließ hier keine Differenzierung zu.

Anders war der Wert der radiologischen Dichtemessung im Verlauf einzuschätzen. Bei Abnahme der Dichte konnte auf Transplantatabbau geschlossen werden. Zunahme konnte nur durch Knochenneubildung hervorgerufen worden sein. Eine State-is-state-Situation zwischen Abbau und Aufbau hätte keine Dichteveränderung zur Folge gehabt.

Die Beurteilung des knöchernen Durchbaus anhand der radiologischen Methoden war subjektiv und von der Erfahrung des Beobachters bei der Auswertung von Röntgenbildern abhängig. Verglich man die Ergebnisse mit objektiven Beurteilungsmöglichkeiten, wie z. B. der Anzahl der Knochenschnitte mit knöcherner Brückenbildung in der Fluoreszenzmikroskopie, so zeigte sich, daß die Aussage „knöchern durchbaut" bei der Beurteilung durch radiologische Verfahren erst gemacht wurde, wenn histologisch schon breite Knochenbrücken gesehen worden waren.

Die Mikroradiographie war eine Methode, die aufgrund der kontrastreichen Darstellung der knöchernen Strukturen eine sehr gute Möglichkeit der quantitativen Bestimmung neugebildeten Knochens darstellte. Mit Hilfe der Flächenmessung im Knochenschnitt ließen sich objektive Aussagen zur Menge des neugebildeten Knochens machen. Unmineralisierte Gewebe ließen sich mit der Methode nicht darstellen.

Eine Differenzierung der einzelnen Gewebestrukturen, insbesondere der zellulären Elemente, wurde durch die Giemsa-Färbung möglich. Die diesbezüglich gewonnenen Erkenntnisse, v. a. in den instabilen Versuchsgruppen, werden in dieser Arbeit nicht diskutiert.

Die anhand der Giemsa-Färbung vorgenommenen Flächenmessungen neugebildeten Knochens ergänzten die Flächenmessungen in den Mikroradiographiepräparaten. Der Vergleich der Ergebnisse war von besonderem Interesse, da die Flächenmessungen von 2 verschiedenen Beobachtern unabhängig voneinander durchgeführt worden waren. Die Gegenüberstellung der gemessenen Flächen (Abb. 79) aus beiden Methoden ergab eine weitestgehende Übereinstimmung, so daß diese Aussagen von besonderem Gewicht waren.

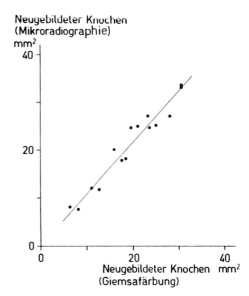

Neugebildeter Knochen
(Mikroradiographie)
mm²

Abb. 79. Korrelationsdarstellung der
Flächenmessungen durch 2 verschiedene
Beobachter in den Mikroradiographien und
den Giemsa-gefärbten Präparaten

Neugebildeter Knochen mm²
(Giemsafärbung)

Anhand der Tuschefüllungen sollte eine Aussage über die Revaskularisation der Transplantate ermöglicht werden. Bei der Durchsicht der Schnitte konnte man eine i. allg. gute Tuschefüllung der Gefäße feststellen (Abb. 80), so daß eine semiquantitative Aussage möglich war. Auf eine Auszählung der Gefäßanschnitte in der Flächeneinheit wurde wegen der ohnehin gegebenen Unsicherheitsfaktoren der Tuschefüllung verzichtet. Diese Unsicherheitsfaktoren sind durch Gefäßspasmen nach Tuscheinfusion und Verklumpung der Tuschepartikel im Gefäßlumen gegeben.

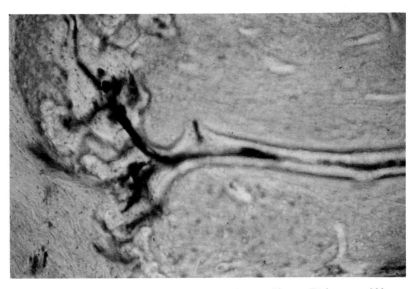

Abb. 80. Gefäß im Knochenlager mit Aufzweigung zum Transplantat. Giemsa-Färbung ca. 300 ×

Die Auswertungsergebnisse der polychromen Fluoreszenzmarkierung hatten großes Gewicht. Sie ermöglichten eine Differenzierung des neugebildeten, mineralisierten Knochens und die zeitliche Zuordnung seiner Entstehung. Darüber hinaus war die Beurteilung des Knochenumbaus durch diese Methode quantifizierbar. Für die Einschätzung der Transplantatwertigkeit war eine qualitative Aussage zum knöchernen Durchbau wünschenswert. Durch Auszählung der Knochenschnitte, die eine interfragmentäre Brückenbildung aufwiesen, konnte diese objektive Einschätzung des Knochendurchbaus gegeben werden. Dieser Aussage kam daher größte Bedeutung zu.

4.4 Interpretation der Versuchsergebnisse

Die Auswertung der *Standardröntgenbilder* zeigte im Verlauf einen starken Abbau der komprimierten Transplantate bis zur 6. postoperativen Woche. Erst dann begann die Knochenneubildung deutlich an den ansteigenden Dichtewerten zu überwiegen. Die locker eingebrachten Transplantate schienen schon früher zu einer überwiegenden Knochenneubildung zu führen, besonders die lockere Spongiosa in der instabilen Versuchsgruppe.

Auffällig war der Verlauf der Kurven in der begrenzt instabilen Versuchsgruppe. Während die Kortikalistransplantate (locker und komprimiert) bis zur 4. Woche einen überwiegenden Abbau zeigten, kam es bei den Spongiosatransplantaten (locker und komprimiert) von Anfang an zu einer Dichtezunahme als Ausdruck überwiegender Knochenneubildung. Dieses Phänomen war zwar besonders an der lockeren Spongiosa erkennbar, aber die Ähnlichkeit in beiden Spongiosakurven ist deutlich und könnte mit der um die Hälfte verringerten Kompression bei der Herstellung der komprimierten Spongiosa in der 3. Versuchsgruppe erklärt werden.

Die geringen Dichteunterschiede in der 8. postoperativen Woche in allen 3 Versuchsgruppen konnten nur mit Vorbehalt verwertet werden, da nicht abzuschätzen war, ob diese Werte durch neugebildeten Knochen oder durch nicht abgebautes Transplantat bestimmt wurden. Klar erkennbar war lediglich, daß die locker eingebrachten Transplantate in ihrer Röntgendichte i. allg. über ihren Ausgangswerten lagen, während die komprimierten Transplantate im Gesamtverlauf eine abfallende Tendenz aufwiesen. Ausnahme war die geringer komprimierte Spongiosa in der begrenzt instabilen Versuchsgruppe.

> Aus diesen Trends ging hervor, daß in 8 Wochen bei locker eingebrachten Transplantaten die Knochenneubildung dominierte, während bei den stark komprimiert eingebrachten Transplantaten der Abbau überwog.

Dementsprechend war der knöcherne Durchbau zu bewerten. Transplantate, die zu überwiegender Knochenneubildung führten, ließen einen rascheren knöchernen Durchbau erwarten. Dies ließ sich für die lockere Spongiosa in allen 3 Versuchsgruppen nachvollziehen, während locker eingebrachte Kortikalishobelspäne nur in der stabilen Versuchsgruppe einen Durchbau zeigten. Einschätzungen zum erfolgten oder fraglichen knöchernen Durchbau bei den komprimierten Transplantaten waren unsicher, da nicht resorbierte Transplantatreste einen Knochendurchbau vortäuschen konnten. Auffällig war aber auch hier die günstige Bewertung der mit halbiertem Druck komprimierten Spongiosa in der begrenzt instabilen Versuchsgruppe ab 4. postoperativer Woche.

Die Beurteilung der *Makroradiographie-* und *Computertomographie*ergebnisse ergab keine neuen Aspekte. Die Röntgendichtewerte stimmten im Trend mit denen der 8. Woche im Standardröntgen überein. Bestätigung fand die Annahme, daß die hohen Dichtewerte und möglicher knöcherner Durchbau nach 8 Wochen bei den komprimierten Transplantaten durch nicht resorbierte Transplantatpartikel verursacht wurden, durch die Auswertung der Mikroradiographien. Die großen Anteile nicht abgebauter Transplantatreste fielen in allen 3 Versuchsgruppen nach Anwendung der komprimierten Formen von Spongiosa und gehobelter Kortikalis auf.

Aus den durch Flächenmessung in den *Mikroradiographien* und *Giemsa-gefärbten Präparaten* festgestellten Anteilen neugebildeten Knochens ergeben sich 2 Fragen.

1. Welche Bedeutung hat das Ausmaß der Instabilität für die quantitative Beurteilung der Knochenneubildung?
2. Kann die Art des Transplantats die Menge des neugebildeten Knochens beeinflussen?

Zur Beantwortung der 1. Frage wurde die periostale Knochenneubildung im Bereich des Transplantatlagers in den 3 unterschiedlich instabilen Versuchsgruppen beurteilt.

Als besonders geeignet erwies sich hierfür der leergelassene Defekt, da keine aus der Osteotomie gefallenen Transplantatpartikel eine zusätzliche periostale Kallusbildung vortäuschen konnten.

Mit der Zunahme der Instabilität nahm an den Fragmentenden des leergelassenen Defekts die periostale Kallusbildung zu. Am geringsten war sie in der stabilen Gruppe und am meisten ausgeprägt in der instabilen. Die begrenzt instabil versorgte Defektosteotomie wies eine mittlere periostale Kallusbildung auf. Die interfragmentäre Knochenneubildung verhielt sich umgekehrt. Mit zunehmender Stabilität nahm auch die interfragmentäre Knochenneubildung zu.

Die 2. Frage ließ sich so beantworten:

Spongiosatransplantate bewirkten in allen 3 Versuchsgruppen mehr Knochenneubildung. Ihr Vorteil war besonders deutlich in den Gruppen „instabil" und „begrenzt instabil".

Je instabiler das Transplantatlager wurde, desto mehr Knochenneubildung wurde durch Transplantation lockerer Spongiosa bewirkt.

Die locker eingebrachte gehobelte Kortikalis führte in der Versuchsgruppe „stabil" zu ebensoviel Knochenneubildung wie die lockere Spongiosa und hatte immer mehr interfragmentäre Kallusbildung zur Folge als die gehobelte komprimierte Kortikalis.

Betrachtete man in der *Fluoreszenzmikroskopie* die zeitliche Zuordnung der Knochenanlagerung an das Transplantat (Abb. 81, 82) und verglich diese mit den radiologischen Dichtewerten in den Standardröntgenverlaufskontrollen, so ergaben sich große Ähnlichkeiten im Ablauf, die die These unterstrichen, daß mit überwiegender Knochenneubildung auch die Dichtewerte einen ansteigenden Trend zeigten.

Die frühesten Knochenanlagerungen waren in der stabilen Gruppe an lockeren Spongiosa- und gehobelten Kortikalistransplantaten zu beobachten.

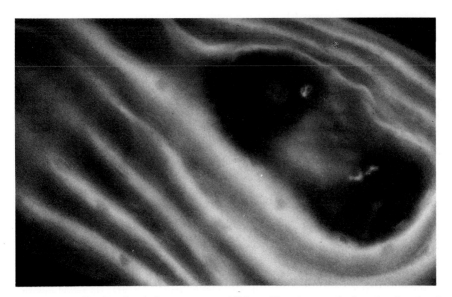

Abb. 81. Lamellenförmige Anlagerung neugebildeten Knochens an locker eingebrachte Spongiosa in der Versuchsgruppe 2 (instabil) ab der 4. Woche. Fluoreszenzmarkierung ca. 600 ×

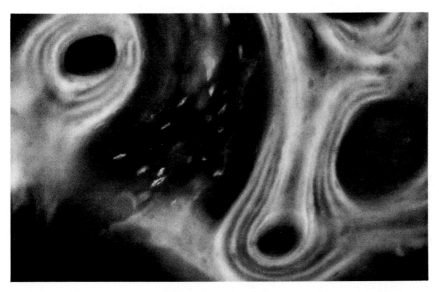

Abb. 82. Lamelläre Anlagerung neugebildeten Knochens an locker eingebrachte Kortikalishobelspäne in der Versuchsgruppe 1 (stabil) ab der 4. Woche. Fluoreszenzmarkierung ca. 300 ×

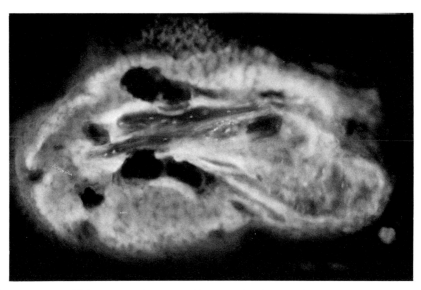

Abb. 83. Anlagerung neugebildeten Knochens an locker eingebrachte Kortikalishobelspäne in der Versuchsgruppe 3 (begrenzt instabil) ab der 7. Woche. Fluoreszenzmarkierung ca. 120 ×

Während mit zunehmender Instabilität die lockere gehobelte Kortikalis eine immer spätere Knochenanlagerung aufwies (Abb. 83), fand die Knochenanlagerung an die lockere Spongiosa in jeder der 3 Versuchsgruppen zum frühesten Zeitpunkt statt.

Diese Tendenz zeigte sich auch bei der Bestimmung des Zeitpunktes, an dem die erste knöcherne interfragmentäre Brücke zu beobachten war, und schließlich auch bei der qualitativen Beurteilung des knöchernen Defektdurchbaus.

Unter stabilen Versuchsbedingungen bewirkte gehobelte lockere Kortikalis eine ähnlich gute Knochenneubildung wie lockere Spongiosa.

Mit Zunahme der Instabilität erwies sich lockere Spongiosa allen anderen Transplantaten als überlegen, während die Eignung gehobelter lockerer Kortikalis abnahm.

Die komprimierte Spongiosa war in allen 3 Versuchsgruppen der lockeren Spongiosa unterlegen (Abb. 86) in der instabilen und begrenzt instabilen Gruppe jedoch der lockeren Kortikalis überlegen (Abb. 84, 85).

Gehobelte komprimierte Kortikalis war als Transplantat ungeeignet (Abb. 87).

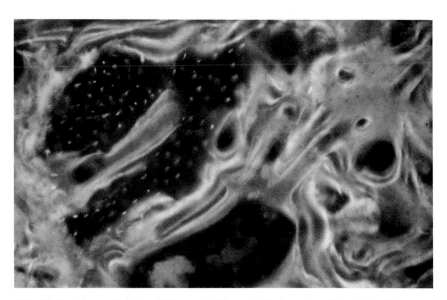

Abb. 84. Knöcherne Defektauffüllung mit Ein- und Umbau eines Kortikalisteilchens nach Transplantation gehobelter lockerer Kortikalis im stabilen Knochenlager. Fluoreszenzmikroskopie ca. 300 ×

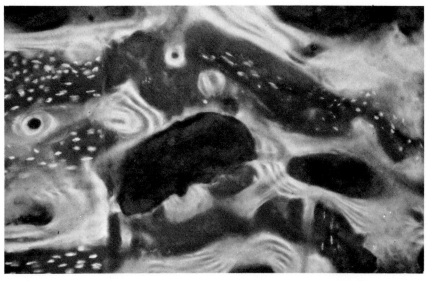

Abb. 85. Knöcherne Defektauffüllung mit Ein- und Umbau von Spongiosabälkchen nach Transplantation lockerer Spongiosa im stabilen Knochenlager. Fluoreszenzmikroskopie ca. 300 ×

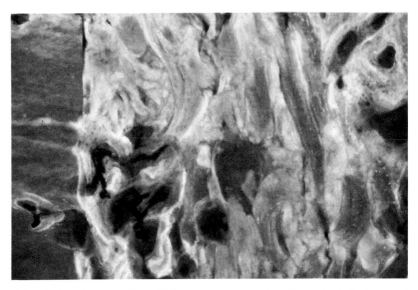

Abb. 86. Unzureichende knöcherne Defektauffüllung und unveränderte Spongiosabälkchen nach Transplantation stark komprimierter Spongiosa im instablen Knochenlager. Fluoreszenzmikroskopie ca. 150 ×

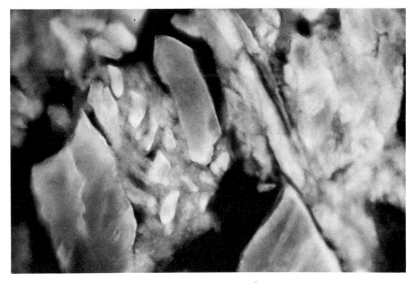

Abb. 87. Fehlende knöcherne Defektauffüllung und unveränderte Kortikalispartikel nach Transplantation komprimierter Kortikalis im instabilen Knochenlager. Fluoreszenzmikroskopie ca. 300 ×

Unklar bleibt zunächst die deutliche Reduzierung der Knochenneubildung durch Transplantation gehobelter lockerer Kortikalis im instabilen Knochenlager. Möglicherweise bildeten die in sich starren Kortikalishobelspäne bei zunehmender Instabilität ein Hindernis für die gleichmäßige Verteilung der Gewebsdehnung. Spongiosabälkchen vermochten vielleicht dank ihrer Eigenelastizität diesen Gewebsdehnungen besser zu folgen.

Die verhältnismäßig ungünstigen Ergebnisse nach Transplantation stark komprimierter Spongiosa dürften in erster Linie ihre Ursache in den hohen Kompressionsdrucken haben. Mit steigendem Kompressionsdruck kam es zur Abnahme der Porosität und zu einer Zunahme der Steifigkeit der Spongiosazylinder. Offenbar war einerseits eine verminderte Revaskularisationsfähigkeit die Folge, andererseits bedingte die zunehmende Steifigkeit eine geringere Flexibilität der komprimierten Spongiosazylinder, und es waren dadurch größere Gewebsdehnungen an den Grenzflächen Transplantat-Knochenlager möglich. Diese Vorstellungen galten auch für die gehobelte komprimierte Kortikalis und erklären ihre schlechten Ergebnisse. Wolter (1976) hatte auf die Gefahr der verminderten Revaskularisationstendenz stark komprimierter Spongioszylinder hingewiesen. Er hatte in seiner Versuchsanordnung lediglich Drucke von < 100 kp (2 kp/mm^2) angewendet.

Die Differenz der Ergebnisse seiner Arbeit und der jetzt vorliegenden Resultate bedarf jedoch einer weiteren Analyse. Das Transplantatlager bestand bei Wolter (1976) aus Kortikalisbohrlöchern am Schafsfemur. Es handelte sich also um stabile Knochenlager. Die Bohrlöcher waren zur peripheren Seite zwar mit verschiedenen Materialien abgedeckt, jedoch war eine Ausdehnung der komprimierten Spongiosazylinder möglich. Das zog eine Strukturlockerung der Preßkörper nach sich und bewirkte eine Verbesserung der Revaskularisationsfähigkeit. Darüber hinaus hatte Wolter nur 100- bzw. 200-mg-Portionen zu 1 mm bzw. 2 mm hohen Spongiosazylindern komprimiert, so daß die Vaskularisationsstrecke gering war.

Anders waren die Bedingungen der vorliegenden Versuchsanordnung. Es handelte sich um instabile Transplantatlager. Die Transplantate waren in einen Spalt eingeklemmt und konnten sich in ihrer axialen Richtung nicht ausdehnen. Die Zylinder hatten eine Höhe von 5 mm, also die 5fache Vaskularisationsstrecke.

In der stabilen Versuchsgruppe hätten dennoch vergleichbare Ergebnisse auftreten müssen. Legte man wie Wolter (1976) quantitative Maßstäbe zur Beurteilung der Knochenneubildung zugrunde, so waren seine Ergebnisse denen der Flächenmessungen in der stabilen Versuchsgruppe ähnlich.

Lassen sich abschließend die Fragen, die in der Zielsetzung dieser experimentellen Arbeit gestellt worden waren, beantworten?

1. Transplantate aus autologer lockerer Spongiosa und autologer gehobelter lockerer Kortikalis eignen sich im stabilen Knochenlager zur Auffüllung eines Defekts. Sie erreichten in der Versuchsreihe etwa gleich gute Ergebnisse bezüglich des knöchernen Durchbaus. Im instabilen Defekt erwies sich die locker eingebrachte autologe Spongiosa mit Deutlichkeit allen anderen Transplantatformen als überlegen.

2. Durch Kompression von autologen Spongiosa- und autologen Kortikalishobelspänen mit hohen Drucken konnte keine Verbesserung der Knochenheilung im instabilen diaphysären Defekt erreicht werden. Lediglich unter stabilen Lagerbedingungen bewirkte die komprimierte Spongiosa eine quantitative Zunahme der Knochenneubildung.

Die Modellvorstellung von der elastischen Defektauffüllung durch Zylinder aus komprimierter Spongiosa sowie von der abstützenden Wirkung der steifen Zylinder aus gehobelter komprimierter Kortikalis erwies sich als irrelevant für die Verbesserung der Knochenneubildung.

Locker eingebrachte Spongiosa entsprach noch am ehesten dem 1. Prinzip. Für das 2. Prinzip der abstützenden Wirkung wurde kein geeignetes Transplantat gefunden.

Kommt man auf die Ausgangsvoraussetzung einer instabilen Mehrfragmentfraktur mit vielen kleinen isolierten Kortikalisbruchstücken im diaphysären Bereich eines langen Röhrenknochens zurück, so ergibt die locker eingebrachte Spongiosa für die Auffüllung des Defekts das am besten geeignete Transplantationsmaterial. Die im Defekt liegenden Kortikalisbruchstücke können, wenn sie nicht in den Verband passen, gehobelt und retransplantiert werden. Bei ausreichend stabilisierender Osteosynthese bewirken sie ebenso wie locker eingebrachte Spongiosa eine Verbesserung der Knochenneubildung und des knöchernen Durchbaus.

Die humanmedizinische Wirksamkeit der tierexperimentell gewonnenen Ergebnisse muß jedoch noch in einer klinischen Prüfung bewiesen werden.

5 Zusammenfassung

Der Chirurg sieht als Unfallfolge zunehmend Knochenbrüche mit Substanzverlust. Die günstigen Eigenschaften der autologen Spongiosa als Ersatzmaterial sind anerkannt. Die Spongiosa steht nur in beschränktem Umfang zur Verfügung. Im Gebiet einer Mehrfragmentfraktur liegen isolierte Kortikalispartikel, und es stellt sich die Frage nach deren Wertigkeit als Autotransplantat. Da sich Frakturen mit größeren Defekten nicht immer stabil versorgen lassen, spielt die Instabilität eine wesentliche Rolle für den Einbau der Transplantate.

In einer tierexperimentellen Versuchsanordnung sollte die Knochenneubildung im stabilen und instabilen diaphysären Defekt eines Röhrenknochens in Abhängigkeit vom eingebrachten Transplantat untersucht werden. Es wurden autologe Spongiosa in lockerer und komprimierter Form sowie autologe Kortikalismikrospäne locker und komprimiert untereinander und mit einer Kontrollgruppe ohne Transplantat verglichen. Die Instabilität der Defekte war abgestuft, eine Versuchsgruppe stellte dabei ein Modell einer definierten Instabilität dar, mit Gewebsdehnungen, die in der Nähe des kritischen, die Knochenneubildung verhindernden Bereiches lagen.

Mit einer Vielzahl radiologischer und histologischer Methoden konnte gezeigt werden, daß im stabilisierten diaphysären Defekt autologe, locker eingebrachte Kortikalismikrospäne ähnlich gute osteogenetische Eigenschaften aufwiesen wie die locker transplantierte autologe Spongiosa. Eine Verdichtung der Spongiosa durch starke Kompression führte zu keiner nennenswerten Verbesserung der Knochenneubildung.

Im instabilen Defekt erwies sich die locker eingebrachte autologe Spongiosa allen anderen untersuchten Transplantaten bezüglich der knöchernen Defektauffüllung und -überbrückung als überlegen.

Komprimierte Spongiosa und autologe lockere Kortikalismikrospäne waren mit zunehmender Instabilität des Transplantatlagers weniger geeignet.

Autologe gehobelte komprimierte Kortikalis war als Transplantat ungeeignet.

Anhang A
Definition und Nomenklatur in Anlehnung an die klinische Literatur

A.1 Knochen

Der Knochen ist ein aus Zellen, Bindegewebsfasern und organischer Grundsubstanz bestehendes differenziertes Stützgewebe. Seine Besonderheit liegt in dem Einschluß von Apatitkristallen (vorwiegend Hydroxylapatit Ca_{10} $(PO_4)_6(OH_2)$) in ein Maschenwerk von Kollagenfasern. Die Stoffwechseleinheit des kompakten Knochens beim Erwachsenen ist das Osteon oder Havers-System. In seinem Zentrum liegt der von einer monozellulären Schicht begrenzte Havers-Kanal. Diese Zellen sind wahrscheinlich mesenchymaler Herkunft und Stammzellen der für die Knochenbildung verantwortlichen Osteoblasten und Osteoklasten. Die von den Havers-Kanälen ausgehenden Canaliculi enthalten Ausläufer der Knochenzellen (Osteozyten). Sie stellen ein netzartiges dreidimensionales kontinuierliches Kanälchensystem dar, durch das die Osteozyten miteinander in Verbindung stehen.

Am Knochen unterscheidet Knese (1970)

1. die Spongiosa,
2. die Kompakta,
3. die Verbindungen zwischen den Lamellensystemen der Osteone,
4. die Lamellensysteme der Osteone,
5. die Kollagenfaser mit ihrem Kristallmantel und
6. die Molekularstruktur der organischen Knochenmatrix.

Um den tragenden und stützenden Funktionen gerecht zu werden, enthält das Knochengewebe 2 Komponenten, die einer Verformung Widerstand leisten können, und zwar die zugfesten Kollagenfasern und die druckfesten anorganischen Einlagerungen (Knese 1958). Aufgrund der Struktur der Lamellensysteme ist der Knochen fähig, Verformungswiderstand in drei Dimensionen zu leisten. Hierbei wird die Spongiosa als ein Verbundsystem mit mehrfacher Ineinanderschachtelung angesehen (Knese 1958). Die Dichte der Spongiosa ist ein Maß für die Stabilität des Knochens an dieser Stelle (Whitehouse 1971).
   Die Spongiosa lamellosa weist ein dreidimensionales Faserkontinuum als räumliches Gefüge auf. Sie zeigt verschiedene Strukturformen. Im wesentlichen läßt sich eine Stabform (Spongiosabälkchen verlaufen gradlinig, meist parallel in einer Richtung) und eine Netzform (Spongiosabälkchen sind gebogen und bilden insgesamt mit ihren Verzweigungen ein Netzwerk) sowie eine Mischform beider Typen unterscheiden. Die Bälkchenbreite beträgt beim Erwachsenen 116–125 μm. Die Bälkchenlänge liegt bei 1000 μm.
   Der Elastizitätsmodul eines isolierten Spongiosabälkchens ist um die Hälfte kleiner als der eines vergleichbaren Kompaktstückes und weist damit eine höhere Elastizität auf (Schoenfeld et al. 1974).

A.1.1 Knochenmatrix

Die nicht mineralisierte Knochenmatrix ist das Osteoid, das aus Kollagen und Mukopolysacchariden besteht. Es wird von den Osteoblasten produziert. Diese bilden Proto- bzw. Prokollagen. Extrazellulär werden enzymatisch sog. „additional peptides" abgespalten. Diese zusätzlichen Peptide sind für die Synthese der Kollagenmoleküle verantwortlich. Jede Kollagenfaser besteht aus Protofibrillen. Die 3 Polypeptidketten, die das Kollagenmakromolekül aufbauen, sind spiralig angeordnet (Ratzenhofer 1974). Im spongiösen Knochen findet sich im Gegensatz zum kompakten Knochen eine deutlich größere Umsatzrate sowie eine kürzere Halbwertzeit der Kollagenbildung als Ausdruck des größeren Knochenumbaus.

Der mineralisierte Teil der Knochenmatrix kommt in der amorphen und in der kristallinen Form von Kalziumphosphat vor. Das amorphe Kalziumphosphat wird zuerst abgelagert. Aus ihm entwickelt sich das kristalline Kalziumphosphat, das als Hydroxylapatit die häufigste und endgültige Form darstellt (Pabst 1974).

A.1.2 Knochenzellen

Der kompakte Knochen ist von einer Knochenhaut, dem Periost, umgeben und wird zum Markraum hin vom Endost abgetrennt. Im Periost sind Fibroblasten und Fibrozyten zwischen multidirektionalen Kollagenfasern enthalten, die mit elastischem Gewebe durchsetzt sind.

Das Endost ist auf einer Seite mit dem Knochen verbunden und steht zum Markraum mit einem Plexus aus Kapillaren in Verbindung. Man findet 3 verschiedene Endostanteile: einen formativen, einen ruhenden und einen resorbierenden Anteil. Die formative Zone ist durch aktive Osteoblasten und Präosteoblasten charakterisiert. Die ruhenden Areale weisen ruhende Osteoblasten auf. Der resorptive Bezirk ist durch das Vorhandensein von Osteoklasten gekennzeichnet (Luk et al. 1974). Aus den Osteoblasten entstehen über die Matrixosteozyten junge Osteozyten. Diese Zellen liegen an der Mineralisationsfront der neugebildeten Knochenmatrix. Durch die vollständige Mineralisation der perilakunären Matrix entwickeln sich reife Osteozyten. Als Endstadium sind Lakunen mit Einschlüssen von Zellresten und Kollagenen, teilweise mineralisierten Fasern, anzusehen (Schulz et al. 1974). Im kompakten Knochen werden 3 verschiedene Typen von Osteozyten unterschieden:

1. der formative Osteozyt, der in der Nachbarschaft der endostalen Knochenoberfläche und der Havers-Kanäle liegt,
2. der resorptive Osteozyt, der in tieferen Schichten des Knochens liegt und
3. der degenerative Osteozyt, der in der Peripherie der Osteone anzutreffen ist.

Es gibt Hinweise, daß die degenerativen Osteozyten noch lytische Aktivitäten besitzen (Luk et al. 1974). Die Enzymreaktion gewisser Osteozyten zeigt, daß diese ein bestimmtes Volumen Knochengewebe der unmittelbaren Umgebung ihres Hohlraums resorbieren können. Dieses Phänomen wird als Periosteozytäre Osteolyse bezeichnet (Belanger et al. 1963; Bordier 1974). Diese periosteozytäre Resorption vergrößert die Lakune, deren Ränder zackig und unregelmäßig werden und damit dem Aussehen der von den

Osteoblasten gefressenen Howship-Lakunen sehr ähnlich sind. Osteozyten sezernieren in das Lumen ihrer Lakunen Kollagen, aus dem, wie im Osteoid, angeordnete Fasern entstehen. Diese Strukturen werden später mineralisiert (Bordier 1974).

Das Absterben der Osteozyten wird als Impuls für den Knochenumbau angesehen. Der Abbau des Knochens (Osteoklasie) wird von einer Zelle verursacht, die nur einem Funktionszustand der Knochenzelle zu entsprechen scheint. Für die Entstehung der Osteoklasten und Osteoblasten werden 2 Wege diskutiert.

1. Aus Mesenchymzellen werden Fibroblasten, Osteoblasten und Osteoklasten, aus den Osteoklasten die Osteozyten, oder aus Mesenchymzellen entstehen Präosteoklasten, daraus Osteoklasten, die zu Postosteoklasten werden. Aus diesen entwickeln sich dann Präosteoblasten, dann Osteoblasten und schließlich Osteozyten (Ratzenhofer u. Lindner 1974).

2. Osteoklasten sind Abkömmlinge des hämatopoetischen Systems, wobei Monozyten als Vorläufer betrachtet werden (Loutit et al. 1981, Tinkler et al. 1981; Ash et al. 1980). Die Osteoblasten werden als Abkömmlinge der Mesenchymreihe betrachtet.

Obwohl neugebildete Osteozyten ihren aktiven Osteoblastenvorläufern eine zeit lang ähneln, treten doch bald degenerative Veränderungen auf. Damit verlieren die Knochenzellen jedoch nicht die Fähigkeit, ein Trauma adäquat zu beantworten. Anscheinend befinden sich die Knochenzellen zur Hauptsache in einer reversiblen postmitotischen Ruhephase, d. h., sie vermögen auf ein Trauma mit reaktiver Proliferation zu antworten.

A.1.3 Gefäße

Die langen Röhrenknochen werden durch

1. Epiphysengefäße
2. Metaphysengefäße
3. A. nutritia und das Gefäßsystem des Markraums
4. Periostgefäße

versorgt.

Epiphysen- und Metaphysengefäße sind im Wachstumsalter durch die Epiphysenplatte voneinander getrennt und haben nur vereinzelte Gefäßverbindungen in den Randgebieten (Trueta u. Caladias 1964). Nach Abschluß der Wachstumsvorgänge anastomosieren beide Systeme und bilden eine funktionelle Einheit.

Die A. nutritia versorgt den Markraum. Ihre Endaufzweigungen dringen von hier in die Kortikalis ein und verzweigen sich weiter in den Havers-Systemen (Fliedner et al. 1956). Die Periostgefäße bilden ein Kapillarnetz, das ebenfalls teilweise in die Kortikalis eindringt und zur Gefäßversorgung des Knochens beiträgt. nach Schweiberer (1978) kommt aber dem endostalen medullären Gefäßsystem die Hauptaufgabe über der Kortikalisvaskularisation zu. Nach Frakturen kommt es bereits in wenigen Tagen zu einer Rekonstruktion des unter physiologischen Bedingungen dominierenden medullären Gefäßsystems (Dambe u. van de Berg 1972; Schweiberer 1978). Bei einer Blockade der medullären Gefäße kommt es zu einer Vaskularisierung der Kortikalis, ausgehend von den Periostgefäßen (Harms u. van de Berg 1975). Kessler et al. (1983) fanden nach Marknagelung am Kaninchen, am Hund und am Schaf, daß die Revaskularisierung der Kortikalis prinzipiell aus jeder Richtung möglich war.

A.2 Knochenheilung

Die Frakturheilung ist die biologische Stabilisierung des Knochens. Der Knochen erreicht diese Stabilisierung durch die Ausbildung eines Kallus. Das interfragmentäre Hämatom wird durch Granulationsgewebe verdrängt und ersetzt. Im weiteren Verlauf differenziert sich das Granulationsgewebe zu faserigem Bindegewebe und zu Faserknorpel. Beide Gewebsarten werden Schrittweise durch einen dreidimensional geflochtenen Faserknochen (Geflechtknochen) bis zur definitiven knöchernen Verbindung der Fragmente ersetzt. Die letzte Phase der Heilung ist durch den intensiven Umbau unter Bildung von Lamellenknochen gekennzeichnet. Die biologische Stabilisierung besteht also in der Überwindung der pathologischen Beweglichkeit im Frakturspalt und in der Wiederherstellung kraftschlüssiger Formsteifigkeit. Die Verringerung der Fragmentbeweglichkeit tritt bei der spontanen Knochenheilung als Folge mehrerer Prozesse auf, die sich im Endeffekt ergänzen.

1. Die vorerst weiche Kallusmanschette vergrößert den Querschnitt der Frakturfläche und verlängert damit den Hebelarm der Gewebe. Sie setzt so dem störenden Biegemoment bei gleichbleibender Gewebscharakteristik ein zunehmend größeres Gegenmoment entgegen.
2. Die progressive Versteifung des Gewebes im Frakturspalt von Granulationsgewebe zum Knochengewebe ist für den Verlauf der Frakturheilung typisch. Die Gewebsversteifung bewirkt bei gleichbleibendem Querschnitt eine Verringerung der Frakturbeweglichkeit oder ergänzt die Querschnittszunahme in ihrer Wirkung.
3. Die Resorption der Fragmentenden wird in ihrer Bedeutung leicht übersehen. Diese Resorption vergrößert den Abstand der sich gegenüber bewegenden Knochenenden und bewirkt damit bei gleichbleibender Beweglichkeit eine Abnahme der dynamischen Gewebsdehnung (Perren u. Cordey 1977).

Die beschriebene Art der Knochenheilung wird als kallöse oder sekundäre Frakturheilung bezeichnet.

Wird die Fraktur durch eine stabile Osteosynthese mit Kompression der Fragmente aufeinandergestellt, so kommt es zu einer Knochenheilung ohne Ausbildung eines Kallus (Schenk u. Willenegger 1964). Man bezeichnet diese kallusfreie Knochenheilung als primäre Frakturheilung. Die primäre Knochenheilung kann als Kontaktheilung oder als Spaltheilung auftreten. Die Kontaktheilung erfolgt durch longitudinal gerichtete neue Osteone, die den Frakturspalt überbrücken und zapfenartig die Fragmentenden verbinden.

Spaltheilung tritt überall dort auf, wo sich die kortikalen Fragmentflächen nicht direkt berühren. Der interfragmentäre Raum wird durch primär angiogene Knochenneubildung aufgefüllt (Willenegger u. Perren 1971; Allgoewer et al. 1971).

A.3 Osteoinduktion

Unter Osteoinduktion versteht Schweiberer (1970) die Osteogenese durch den Einfluß der in Abbau befindlichen Knochengrundsubstanz auf unspezifische Mesenchymzellen. Chalmers et al. (1975) kamen zu dem Schluß, daß 3 Bedingungen zur Osteoinduktion im Weichteilgewebe vorhanden sein müssen:

1. ein induzierendes Prinzip,
2. zu einer Osteogenese befähigte Zellen und
3. ein umgebendes Gewebe, welches eine Osteogenese zuläßt.

Sehr eingehend befaßten sich Urist et al. mit dem Problem der Osteoinduktion. Sie vertreten die Auffassung, daß die Knochenneubildung eine Funktion von biochemischen Komponenten der organischen Knochenmatrix ist. Diese Eigenschaft ist an ein nichtkollagenes Protein (BMP = bone morphogenetic protein) gebunden. Dieses Protein ist nicht löslich und weist eine enge Verbindung zum Kollagen auf. Die Wirkungsweise ist an eine neutrale Proteinase (BMPase) gekoppelt, welche einen Abbau des BMP bewirkt. Die BMPase wird wiederum durch einen Inhibitor, ein lösliches, nichtkollagenes Protein der Knochenmatrix, beeinflußt. Dieser Inhibitor verlangsamt die Destruktion des BMP und trägt zur Erhaltung der Aktivität des BMP in der Knochenmatrix nach der Transplantation bei. Bei dem Inhibitor des BMPase handelt es sich möglicherweise um ein Protein mit einem hohen Molekulargewicht. Bisher ist der biologische Nachweis, nicht jedoch die chemische Analyse der erwähnten Faktoren gelungen (Urist 1965, 1973; Urist u. Iwata 1973; Urist et al. 1967, 1968, 1970, 1974). Thielemann et al. (1982) konnten zeigen, daß osteoinduktive Transplantate auch allein in der Lage sind, größere Defekte zum Ausheilen zu bringen.

A.4 Knochendefekt

Unter Knochendefekt wird ein Verlust von Knochensubstanz verstanden. Betrifft dieser Substanzverlust den gesamten Knochenquerschnitt, führt er zur Instabilität in der Defektzone. Je größer der Defekt ist, d. h. mit wachsendem Abstand der Knochenfragmente, verändert sich bei gleichbleibender Fragmentbeweglichkeit die Dehnung der im Defekt liegenden Ersatzgewebe. Diese Gewebe sind nach Perren u. Cordey (1977) imstande, eine gewisse Bewegung zuzulassen, sie jedoch beim überschreiten eines bestimmten Dehnungswertes durch höhere Gewebssteifigkeit progressiv zu begrenzen. Es ist anzunehmen, daß sich solche Gewebe mit höherer Gewebssteifigkeit bilden, wenn eine bestimmte Dehnung nicht überschritten wird. Einmal gebildet, sind sie dann dazu in der Lage, das Ausmaß der Bewegung weich, aber progressiv zu beschränken. Die zunehmende Gewebssteifigkeit ist in der Folge von Granulationsgewebe über Binde-, Knorpel- zu Knochengewebe gegeben.

Mit zunehmender Größe der Defektzone, also wachsendem Abstand der Fragmente, kann der Anreiz zur Gewebsdifferenzierung verlorengehen. In solchen Fällen ist die Entwicklung einer Pseudarthrose ebenso unausweichlich wie bei zu hoher Fragmentbeweglichkeit mit vom interfragmentären Gewebe nicht mehr tolerierten Gewebsdehnungen.

Die Ausbildung einer Pseudarthrose kann dann nur durch Stabilisierung des Defekts und – bei zu großen Fragmentabständen – durch zusätzliche Knochentransplantation verhindert werden.

Die Stabilisierung kann durch extern angewendete Verfahren und Systeme, in den meisten Fällen besser durch die Osteosynthese erreicht werden.

A.5 Knochentransplantation

Von einem knöchernen Transplantat wird erwartet, daß es einen Knochendefekt rasch und zuverlässig mit belebtem Knochen auffüllt, daß es eine erloschene Osteogenese wieder in Gang setzt und daß es zur Stabilisierung eines instabilen Lagers beiträgt. Es muß vom Empfänger toleriert werden und reizlos einheilen. Das Infektionsrisiko muß auf ein Minimum beschränkt sein. Das Transplantationsmaterial sollte in ausreichender Menge zur Verfügung stehen und in seiner operativen Handhabung einfach sein.

Beeinflussend auf den Einbau eines Knochentransplantats sind sowohl Faktoren, die das Transplantatlager, als auch solche, die das Transplant selbst betreffen.

Als Lagerfaktoren kommen in Frage:

1. Lagerruhe
2. Zustand des Gefäßsystems im knöchernen Lager
3. Vaskularisationsfähigkeit des gesamten Lagers
4. Keimbesiedelung des Lagers
5. Anwesenheit von Fremdkörpern
6. Beschaffenheit der Lageroberfläche.

Ruhe im Transplantatlager, d. h. Stabilisierung der Fragmentenden gegeneinander, wird heute üblicherweise nach den Prinzipien der Osteosynthese erreicht. Zu große Unruhe im interfragmentären Bereich führt zur nicht mehr tolerierten Dehnung der dort gebildeten Gewebsstrukturen und vereitelt so die angestrebte Knochenneubildung. Darüber hinaus führt die Instabilität der Fragmente gehäuft zu einer Resorption und damit zur Vergrößerung des Defekts. Von besonderer Wichtigkeit ist der Zustand des Gefäßsystems im knöchernen Lager. Das knöcherne Transplantat büßt vollständig seine Gefäßverbindungen ein, und das Überleben seiner zellulären Elemente ist abhängig von der vaskulären Leistungsfähigkeit des Lagers und der von ihm ausgehenden Diffusion und Revaskularisation (Schweiberer 1970). Entsprechend einer Mitteilung von Gunst et al. (1982) besteht eine ausgedehnte Durchblutungsstörung an den Fragmentenden nach Osteotomie. Eine ungestörte Revaskularisation findet nur bei stabil versorgter Osteotomie statt.

Bei Insuffizienz der Knochenlagerdurchblutung kommt der Vaskularisationsfähigkeit des Gesamtlagers eine große Bedeutung zu. Das Transplantat kann aus jeder Richtung revaskularisiert werden, sofern ein leistungsfähiges Gefäßnetz in der Umgebung ist. Am häufigsten wird diese Voraussetzung von der umgebenden Muskulatur erfüllt.

Keimbesiedelung des Transplantatlagers führt zu erheblicher Verschlechterung der Transplantationsbedingungen. Hier behindern sklerosierte Randzonen nekrotische Areale und Sequester den knöchernen Anschluß des Transplantats.

Die Anwesenheit von Materialien mit Gewebsunverträglichkeit im Transplantatlager kann zur Beeinträchtigung der Knochenneuanlagerung führen. Überdimensioniertes oder schlecht plaziertes Osteosynthesematerial behindert die Revaskularisation des transplantierten Knochens.

Die Beschaffenheit der Lageroberfläche spielt eine wesentliche Rolle für das Schicksal des Transplantats. Schlechter Kontakt durch Unebenheit oder Schädigung der Fragmentenden durch thermische oder chemische Einflüsse gefährden den Erfolg der Transplantation.

Lexer (1924) hatte bereits die Bedeutung des Lagers für die Transplantate erkannt und die Begriffe des „ersatzstarken", „ersatzschwachen" und „ersatzunfähigen" Lagers eingeführt.

Unter den Transplantatfaktoren sind

1. Spezifität des Transplantats
2. Zahl der übertragenen Knochenzellen
3. osteoinduktive Potenz
4. Vaskularisationsfähigkeit des Transplantats
5. Frische und
6. Paßform des Transplantats

zu berücksichtigen.

Das Schicksal von übertragenen homologen und heterologen Transplantaten wird durch die immunologischen Abwehrreaktionen des Empfängers bestimmt. Sie fallen gegen den heterologen Knochen unvergleichlich stärker aus als gegen den homologen. Dies ist durch die artspezifischen Antigene, die in der Kern- und Plasmafraktion der heterologen Transplantate enthalten sind, erklärt. Dennoch ist die antigene Potenz des Knochens vergleichsweise zu gefäßreichen differenzierten epithelialen Organen gering.

Nach Transplantation tiefgekühlten homologen Knochens bleibt die frühosteogenetische (osteoblastäre) Phase aus. Dies ist ein Hinweis, daß die immunologische Reaktion gegen die zellulären Elemente des Transplantats gerichtet ist. Trotz Tiefkühlung und damit verbundener Zerstörung der Zellen tritt beim heterologen Transplantat eine Antigen-Antikörper-Reaktion auf (W. Axhausen 1952). Während nach Transplantation homologen Materials nur gelegentlich humorale Antikörper gefunden wurden, stiegen sie nach Transplantation heterologen Materials regelmäßig an. Eine 2. dem homologen Transplantat vergleichbare osteogenetische (osteoinduktive) Phase blieb ebenfalls aus. Es kam nicht zu induzierter Knochenneubildung.

Die osteoinduktive Substanz ist individuell spezifisch (Schweiberer 1970).

Bei den autologen Transplantaten spielten immunologische Probleme keine Rolle. Sie entfalteten nach ihrer Übertragung eine 2phasige Osteogenese. Die Anzahl der verpflanzten Knochenzellen ist für die 1. osteoblastäre Phase von entscheidender Bedeutung. Die zweite osteoinduktive Phase ist vom Gehalt organischer Grundsubstanz und deren Erschließbarkeit abhängig.

Wolter (1976) konnte anhand seiner Untersuchungen am stabilen Knochenlager zeigen, daß die Knochenneubildungsrate bei der autologen Spongiosatransplantation in erster Linie von der osteoinduktiven Potenz des Transplantats abhängig ist. Die überlebenden transplantierten Knochenzellen spielten bei der Beurteilung der Knochenneubildung nach 6 und 12 Wochen eine untergeordnete Rolle. Er fand, daß eine Intensivierung der Knochenneubildung durch Kompression, d. h. Verdichtung der knöchernen Anteile der autologen Spongiosa erzielt werden konnte. Burri u. Wolter (1977) sowie Osborn (1980) hatten über gute klinische Ergebnisse nach Anwendung komprimierter Spongiosa berichtet.

Die Vaskularisationsfähigkeit eines Transplantats ist von seiner Struktur abhängig. So bildet ein netzartiges Maschenwerk aus spongiösem Knochen für die einsprossenden Kapillaren eine bessere Voraussetzung als ein kompakter, mit Hartsubstanz angereicherter Knochen. Die günstigsten Verhältnisse für die Revaskularisierung waren bei der frischen autologen Spongiosa gegeben. Es gab Hinweise dafür, daß dabei End- zu End-Anastomosen zwischen Lagergefäßen und Gefäßen des Transplantats zustande kommen konnten (Deleu u. Trueta 1965; Forgon u. Bornemisza 1970). Die direkte Abhängigkeit zwischen der Knochenneubildung und der Revaskularisation war besonders augenfällig bei freien Knochentransplantaten mit mikrovaskulären Anastomosen. Es resultierte ein erheblich beschleunigter Einheilungsvorgang (Oestrup u. Fredickson 1974; O'Brion 1973; Taylor et al. 1975, McDowell 1975).

Die von Schweiberer (1970) hervorgehobene induktive Leistung des Mukopolysaccharidkomplexes in der Grundsubstanz des Transplantats kann durch äußere Einflüsse beeinträchtigt werden. so ergaben Untersuchungen von Puranen (1966), daß der Komplex der Mukopolysaccharide sehr empfindlich war und entnommene autologe spongiosa ihre induktive Leistung bei Lagerung an der Luft rasch, in physiologischer Kochsalzlösung langsamer verlor. Das unterstrich die Notwendigkeit der Frische des Transplantats.

Die Paßform eines Transplantats ist für die Herstellung des innigen Kontakts zwischen Lager und transplantiertem Knochen für Festigkeit im Transplantatbett von Bedeutung. Der transplantierte Knochen heilt in 3 Phasen ein. Burri u. Wolter (1977) teilten diese Phasen in

1. Vaskularisation des Transplantats,
2. Osteoregeneration und
3. funktionelle Adaptation

ein.

Anhang B
Dokumentation

Für jede Transplantatbedingung wurde ein Datenprotokoll angelegt und unmittelbar bei der Auswertung der einzelnen Untersuchungsmethoden ausgefüllt. Alle kodierten Einzelergebnisse und die absoluten Meßzahlen wurden anschließend auf elektronische Datenträger übernommen und weiterverarbeitet.
(Beispiel eines Datenprotokolls nach Transplantation gehobelter lockerer Kortikalis im stabilen Knochenlager s. S. 84–89)

84

Institut Dr. Ziegler
Lab.f.exp.Chirurgie: Knochentransplantation C. Eggers

KA ⌊_1_⌋ **1. Id.** 1.1 Tierspecies/Gr./Nr. ⌊1⌋/⌊1⌋/⌊1,6⌋ 1.2 Hist.Nr. ⌊7,2,6,4⌋
  1   Hund = 1   3   4   4   7   10

1.3 Axial-CT-Nr. ⌊5,7,0,3⌋ 1.4 Mikroradiographie-Nr. ⌊_,_,_,_⌋
         11   14   15   18

1.5 Transplantat: 1 = leer / 2 = Lock.Spong. / 3 = kompr.Spong. 400 kp/ ⌊5⌋
        5 = Lock.kort. / 6 = kompr.kort. 600 kp /   19
        7 = kompr.kort. 300 kp / 8 = HA

1.6 Osteosyntheseform: 1 = stabil / 2 = instabil I / 3 = instabil II   ⌊1⌋
                                                                          20

1.7 Seite: rechts = 1 / links = 2 ⌊1⌋
                                   21

1.8 Alter bei Op ⌊_7,5_⌋ Mon.   1.9 Gewicht bei Op. ⌊1,1▴5⌋ kg
        22   24   25   27

KA ⌊_2_⌋ dupl.
  1   3 – 6

2. Standardröntgen   0   2   4   6   8 Wochen

2.1 Dichte im Tpl-Bezirk   ⌊6▴0⌋ ⌊6▴5⌋ ⌊6▴0⌋ ⌊5▴3⌋ ⌊8▴1⌋
   (mm Al-Keil)   7   9 10 12 13 15 16 18 19 21

2.2 Resorption Tpl.   ⌊1⌋   ⌊1⌋   ⌊2⌋   ⌊2⌋   ⌊3⌋
   1−/2(+)/3+/   22   23   24   25   26
   4++/5 kein Tpl.

2.3 prox.KL   ⌊1⌋   ⌊1⌋   ⌊1⌋   ⌊1⌋   ⌊1⌋
   1−/2(+)/3+/4++   27   28   29   30   31

2.4 dist.KL   ⌊1⌋   ⌊1⌋   ⌊1⌋   ⌊1⌋   ⌊1⌋
                          32   33   34   35   36

2.5 Spaltbildung   ⌊1⌋   ⌊1⌋   ⌊1⌋   ⌊3⌋   ⌊3⌋
                          37   38   39   40   41

1 = kein Spalt / 2 = prox.Spalt / 3 = Spalt in Mitte / 4 = dist.Sp. / 5 = prox.*dist.Sp.

2.6 Kallusbildung perios. ⌊1⌋   ⌊1⌋   ⌊2⌋   ⌊3⌋   ⌊3⌋
   1−/2(+)/3+/4++   42   43   44   45   46

2.7 Knöch.Durchbau   ⌊1⌋   ⌊1⌋   ⌊1⌋   ⌊1⌋   ⌊1⌋
   1−/2+/3 nicht beurt.   47   48   49   50   51

2.8 Besonderheiten   ⌊1⌋   ⌊1⌋   ⌊1⌋   ⌊1⌋   ⌊1⌋
                          52   53   54   55   56

1 = keine / 2 = überbelichtet / 3 = unterbelichtet / 4 = schlechte Projektion /
5 = Tpl.herausgerutscht / 6 = Schrauben lock. / 7 = fehlendes Röntgenbild

3. Makroradiographie:

3.1 Dichte im Tpl-Bereich $\quad \underset{57}{\boxed{4 \blacktriangle 0}}\quad$ mm Al-Keil

3.2/3.3 Resorption: 1 $-$/2 (+)/3 +/4 + + prox.KL $\quad \underset{59}{\boxed{1}} \qquad$ dist.KL $\underset{60}{\boxed{1}}$

3.4 Spaltbildung: 1 = kein Sp. / 2 = prox.Sp. / 3 = Sp.in Mitte / $\qquad \underset{61}{\boxed{3}}$
4 = dist.Sp. / 5 = prox.*dist.Sp.

3.5 Kallusbildung periostal: 1 $-$/2 (+)/3 +/4 + + $\qquad \underset{62}{\boxed{3}}$

3.6 Knöch.Durchbau: 1 $-$/2 (+)/3 = nicht beurteilbar $\qquad \underset{63}{\boxed{1}}$

3.7 Besonderheiten; 1 = keine / 2 = fehlendes Röntgenbild $\qquad \underset{64}{\boxed{1}}$

4. Axial-CT:

4.1 Dichte im Längsschnitt (Kode 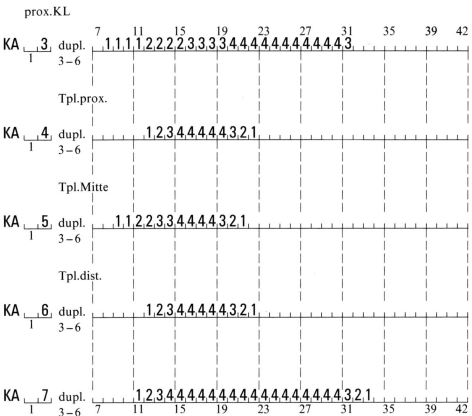)

schwarz   rot   blau   violett   grün   gelb   türkis   blau   weiß

prox.KL

4.2 Tpl.-Fläche im Querschnitt $\underset{43\quad 45}{5\,8}$ mm²

4.3 Kortikalis-Absorp. im Längsschn. $\underset{46\qquad 50}{4\,3\,1\,0}$ ($\underset{51\qquad 54}{\blacktriangle}$ %)

4.4 Tpl.-Absorp. im Längsschnitt $\underset{55\qquad 59}{5\,3\,2\,2}$ ($\underset{60\qquad 63}{\blacktriangle}$ %)

4.5 Methacrylat-Absorp. $\underset{64\qquad 68}{1\,3\,0\,4\,0}$ (= Bezugsgröße)

5. Mikroradiographie

KA ⌊8⌋ dupl.   Resorption 5.1 Tpl. 1 −/2 (+)/3 +/4 + +/5 kein Tpl. ⌊3⌋
 1   3–6   7

5.2 prox.KL ⌊1⌋   5.3 dist.KL ⌊1⌋   1 −/2 (+)/3 +/4 + +
               8   9

5.4 Spaltbildung: 1 = keine / 2 = prox.GS / 3 = Mitte / ⌊3⌋
           4 = dist.GS / 5 = prox.*dist.GS   10

Primärstrukturen 5.5 Tpl.: 1 −/2 (+)/3 +/4 kein Tpl. ⌊1⌋
                                     11

5.6 prox.KL ⌊3⌋   5.7 dist.KL ⌊3⌋   1 −/2 (+)/3 +
            12   13

5.8 Knochenneubildung im Tpl-Bezirk: 1 = keine / 2 = Kallus (+)/   ⌊3⌋
                              3 = Kallus + / 4 = Kallus + + 14

1 = Kallus −/2 = K. (+)/   5.9 prox.KL: periost. ⌊2⌋   endost. ⌊3⌋
3 = K. +/4 = K.+ +   15   16

                    5.10 dist.KL: periost. ⌊2⌋   endost. ⌊3⌋
                                 17   18

Resorptionskanäle   5.11 prox.KL: pl.nah ⌊2⌋   pl.fern ⌊3⌋
1 = −/2 = (+)/3 = +/4 = + +   19   20

                    5.12 dist.KL: pl.nah ⌊2⌋   pl.fern. ⌊3⌋
                                 21   22

5.13 Knöch.Durchbau: 1 −/2 +/3 nicht beurteilbar ⌊3⌋
                                       23

5.14/5.15 Kallushöhe max.periost. (mm) prox.KL ⌊0▲1⌊6⌋   dist.KL ⌊0▲1⌊2⌋
                                     24   26   27   29

5.16/5.17 Kallusfläche periost. (mm²) prox.KL ⌊0▲2⌊8⌋   dist.KL ⌊0▲4⌊8⌋
                                     30   32   33   35

5.18/5.19 Kallusfläche interfr. (mm²) prox. ⌊1⌊2▲6⌊0⌋   dist. ⌊1⌊0▲8⌊4⌋
                                   36   39   40   43

5.20 interfr. Kallusfläche (mm²)   ⌊2⌊3▲4⌊4⌋ ⌊_____▲____⌋ % d.mögl.interfr.
                                    44   47   48   52 Gesamtfläche

5.21 mögl.interfr. Gesamtfläche (mm²) ⌊2⌊7▲5⌊2⌋
                                      53   56

5.22 durchschn. Spaltbreite (mm²)   ⌊0▲3⌊8⌋
                                      57   59

5.23 Spaltfläche (mm²)   ⌊2▲3⌊1⌋
                                      60   63

5.24 Besonderheiten: 1 = keine / 2 = Ok prox.KL / 3 = OK Tpl-Rest / ⌊1⌋
           4 = Ok dist.KL / 5 = beg. Ausbildung d. Markhöhle 64

6. Giemsa-Färbung

KA $\lfloor\ _9\ \rfloor$ dupl.   6.1 mögl. durchschn. interfr. Gesamtfläche (mm²) $\lfloor\ _2\ _4\blacktriangle_5\ _6\ \rfloor$
  1   3 – 6   7   10

6.2 durchschn. interfr. Kallusfläche (mm²) $\lfloor\ _1\ _8\blacktriangle_5\ _3\ \rfloor$ $\lfloor\_\ \_\ \blacktriangle\ \_\ \rfloor$
                                                   11   14   15   19
% d. mögl. durchschn. interfr. Gesamtfläche

6.3 durchschn. Spaltfläche (mm²) $\lfloor\ _6\blacktriangle_0\ _3\ \rfloor$
                                 20   23

6.4 Strukturdifferenzierung:
1 − /2 (+)/3 +/4 + +/

	prox. KL	Tpl.-Bezirk			dist. KL
		prox.	Mitte	dist.	
1) Bindegewebe	⌴ 24	3 25	3 26	3 27	⌴ 28
2) Knorpel	⌴ 29	1 30	3 31	1 32	⌴ 33
3) Geflechtknochen	⌴ 34	3 35	1 36	3 37	⌴ 38
4) Lamellenknochen	⌴ 39	3 40	1 41	3 42	⌴ 43

7. Tusche

7.1 Füllung: 1 = keine / 2 = unzureichend / 3 = ausreichend / 4 = gut / $\frac{4}{44}$
              5 = sehr gut

7.2 Tpl.-Anschluß: 1 = ohne / 2 = prox.KL / 3 = dist.KL / 4 = prox.*dist.KL / $\frac{6}{45}$
              5 = peripher / 6 = prox,dist., periph. / 7 = kein Tpl.

7.3 Vaskularisierung im Tpl.: 1 = keine / 2 = spärlich / 3 = dicht / $\frac{4}{46}$
              4 = nur Randzonen / 5 = kein Tpl.

8. Fluoreszenzmikroskopie

8.1/8.2 Osteoklastenaktivität: periostal $\boxed{3}$ / endostal $\boxed{2}$
1 = keine / 2 = Resorptionskanal / 3 = Resorptionsfront   48   48
4 = Flächenresorption / 5 = Resorp.kanal + Resorp.front /
6 = Resorptionsfront + Flächenresorption

8.3/8.4 Osteoklastenaktivität GS: prox. $\boxed{2}$ / dist. $\boxed{2}$
1 = keine / 2 = Resorp.kanal / 3 = Resorp.front   49   50
4 = Flächenresorp. / 5 = Resorp.kanal + Resorp.front /
6 = Resorp.front + Flächenresorption

8.5/8.6 RM in Kortikalis: pl.nah $\boxed{2}$ / pl.fern $\boxed{3}$
1 = – / 2 = (+) / 3 = + / 4 = ++   51   52

8.7   Osteoklastenaktivität Tpl.: $\boxed{2}$
1 = keine / 2 = Resorp.kanal / 3 = Resorp.front   53
4 = Flächenresorp. / 5 = Resorp.kanal + Resorp.front /
6 = Resorp.front + Flächenresorption / 7 = kein Tpl.

8.8   Abbau des Tpl.: $\boxed{2}$
1 = nein / 2 = unvollständig / 3 = vollständig /   54
4 = kein Tpl.

8.9   Bindegewebe im Tpl.-Lager: $\boxed{2}$
1 = nein / 2 = Inseln / 3 = Ersatz durch Bgw.   55

8.10   Knorpel im Tpl.-Lager: $\boxed{4}$
1 = nein / 2 = nicht mineralis. / 3 = mineralis. /   56
4 = mineralis. + nicht mineralis.

8.11   Knochenlagerung an Tpl.-Rest: $\boxed{7}$
1 = keine / 2 = Gefl. 4. Wo / 3 = Gefl. 5. Wo / 4 = Gefl. 6. Wo / 57
5 = Gefl. 7. Wo / 6 = Gefl. 8. Wo / 7 = Lam. 4. Wo / 8 = Lam. 5. Wo /
9 = Lam. 6. Wo / 10 = Lam. 7. Wo / 11 = Lam. 8. Wo / 12 = kein Transplantat

8.12/8.13 Kallus: periostal $\boxed{2}$ / endostal $\boxed{3}$
1 = ohne / 2 = wenig / 3 = ausgeprägt /   59   60
4 = überschießend

8.14/8.15 Knöch. Überbrückung an GS: prox. $\boxed{4}$ / dist. $\boxed{4}$
1 = nein / 2 = Auflagerung / 3 = Verzahlung /   61   62
4 = Aufl. + Verz.

8.16   Knöch. Durchbau: $\boxed{1\,0}$
1 = keine / 2 = Brücke periostal 4. Wo / 3 = Br. per. 5. Wo / 63
4 = Br. per. 6. Wo /
5 = Br. per. 7. Wo / 6 = Br. per. 8. Wo /
7 = Br. interfr. 4. Wo / 8 = Br. interfr. 5. Wo /
9 = Br. interfr. 6. Wo /
10 = Br. interfr. 7. Wo / 11 = Br. interfr. 8. Wo

8.17   Anzahl d. Schnitte: $\boxed{2\,6}$ mit knöch. Durchbau: $\boxed{1\,8}$ ($\boxed{\blacktriangle}$)
                  65   67   69

Anhang C
Graphiken und Tabellen

C.1 Graphiken

Versuchsgruppe 1 (stabil)

Anteil der Kallusfläche vom interfragmentären Bereich (Mikroradiographie)
Mittelwerte ± Standardfehler

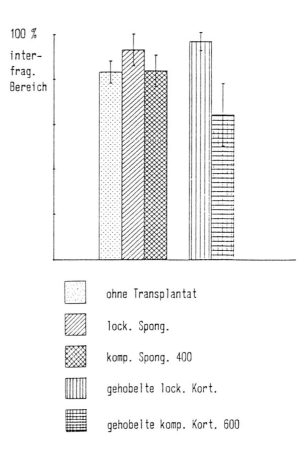

Versuchsgruppe 2 (instabil)

Anteil der Kallusfläche vom interfragmentären Bereich (Mikroradiographie)
Mittelwerte ± Standardfehler

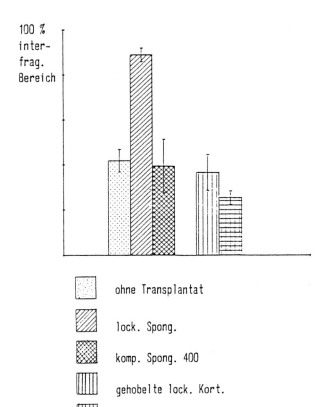

100 % inter-frag. Bereich

	ohne Transplantat
	lock. Spong.
	komp. Spong. 400
	gehobelte lock. Kort.
	gehobelte komp. Kort. 600

93

Versuchsgruppe 3 (begrenzt instabil)

Anteil der Kallusfläche vom interfragmentären Bereich (Mikroradiographie)
Mittelwerte ± Standardfehler

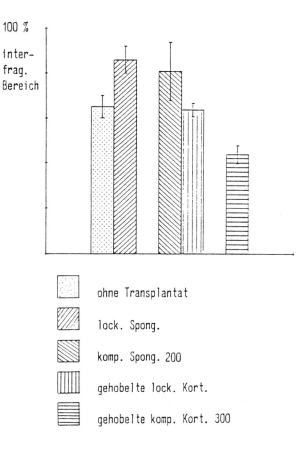

100 %

inter-
frag.
Bereich

ohne Transplantat

lock. Spong.

komp. Spong. 200

gehobelte lock. Kort.

gehobelte komp. Kort. 300

Versuchsgruppe 4 (stabil)

Anteil der durchschnittlichen Kallusfläche vom interfragmentären Bereich (Giemsa-Färbung)
Mittelwerte ± Standardfehler

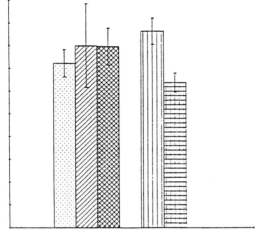

100 %
inter-
frag.
Bereich

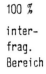 ohne Transplantat

lock. Spong.

komp. Spong. 400

gehobelte lock. Kort.

gehobelte komp. Kort. 600

Versuchsgruppe 5 (instabil)

Anteil der durchschnittlichen Kallusfläche vom interfragmentären Bereich (Giemsa-Färbung)
Mittelwerte ± Standardfehler

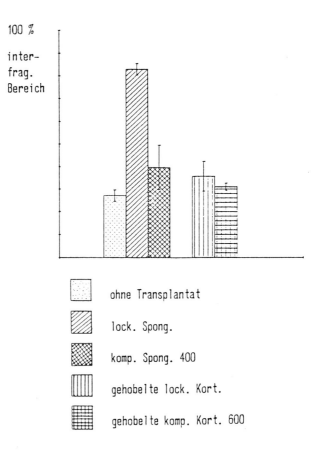

ohne Transplantat

lock. Spong.

komp. Spong. 400

gehobelte lock. Kort.

gehobelte komp. Kort. 600

Versuchsgruppe 6 (begrenzt instabil)

Anteil der durchschnittlichen Kallusfläche vom interfragmentären Bereich (Giemsa-Färbung)
Mittelwerte ± Standardfehler

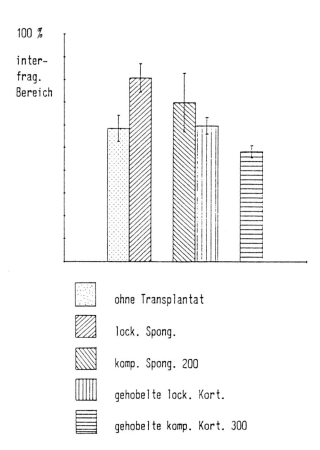

100 %

inter-
frag.
Bereich

ohne Transplantat

lock. Spong.

komp. Spong. 200

gehobelte lock. Kort.

gehobelte komp. Kort. 300

C.2 Tabellen

Tabelle 1. Statistische Signifikanzergebnisse (t-Tests) der Vergleiche: Spongiosa- und Kortikalis-transplantate versus Kontrolle (ohne Transplantat) für die 3 Versuchsgruppen (Instabilitäten). *Parameter:* Interfragmentärer Kallus (Mikroradiographie)

Transplantat	VG 1 (stabil)	VG 2 (instabil)	VG 3 (begrenzt instabil)
Lockere Spongiosa	t = 0,29 p > 0,20 FG = 6	t = 8,10 p < 0,001 FG = 6	t = 1,70 p < 0,20 FG = 6
Komprimierte Spongiosa	t = 1,94 p = 0,10 FG = 6	t = 0,72 p > 0,10 FG = 6	t = 1,27 p > 0,10 FG = 6
Gehobelte lockere Kortikalis	t = 1,49 p < 0,20 FG = 6	t = 2,08 p < 0,10 FG = 6	t = 0,07 p > 0,20 FG = 7
Gehobelte komprimierte Kortikalis	t = 0,46 p > 0,20 FG = 6	t = 0,41 p > 0,20 FG = 6	t = 1,24 p > 0,20 FG = 8

Tabelle 2. Statistische Signifikanzergebnisse (t-Tests) der Vergleiche: Spongiosa- und Kortikalis-transplantate versus Kontrolle (ohne Transplantat) für die 3 Versuchsgruppen (Instabilitäten). *Parameter:* Interfragmentärer Kallus (Giemsa-Färbung

Transplantat	VG 1 (stabil	VG 2 (instabil)	VG 3 (begrenzt instabil)
Lockere Spongiosa	t = 0,67 p > 0,20 FG = 6	t = 9,75 p < 0,001 FG = 6	t = 1,22 p > 0,20 FG = 6
Komprimierte Spongiosa	t = 2,89 p < 0,10 FG = 6	t = 1,36 p > 0,20 FG = 6	t = 1,04 p > 0,20 FG = 6
Gehobelte lockere Kortikalis	t = 1,11 p > 0,20 FG = 6	t = 1,88 p < 0,20 FG = 6	t = 0,32 p > 0,20 FG = 7
Gehobelte komprimierte Kortikalis	t = 0,20 p > 0,20 FG = 6	t = 1,39 p > 0,20 FG = 6	t = 0,97 p > 0,20 FG = 8

Tabelle 3. Radiologische Dichte (mm Al) (Standardröntgen), *ohne Transplantat*

	Wochen	Anzahl	Mittelwert	St. Abweich.	St. Fehler
Stabil	0	4	36,3	6,3	3,2
	2	4	38,8	6,3	3,2
	4	4	37,5	2,9	1,4
	6	4	37,5	6,0	3,0
	8	4	67,8	6,9	3,4
Instabil	0	4	36,3	9,5	4,7
	2	4	42,5	5,0	2,5
	4	4	38,8	4,8	2,4
	6	4	47,0	9,6	4,8
	8	4	57,0	8,7	4,3
Begrenzt instabil	0	4	42,3	7,3	3,7
	2	4	39,5	4,8	2,4
	4	4	45,8	5,4	2,7
	6	4	56,5	13,5	6,8
	8	4	80,0	17,0	12,0

Tabelle 4. Radiologische Dichte (mm Al) (Standardröntgen), lockere Spongiosa

	Wochen	Anzahl	Mittelwert	St. Abweich.	St. Fehler
Stabil	0	4	61,3	6,3	3,2
	2	4	66,3	7,5	3,8
	4	4	66,0	8,2	4,1
	6	4	62,3	8,6	4,3
	8	4	77,5	5,0	2,5
Instabil	0	4	57,0	4,7	2,4
	2	4	52,8	4,9	2,4
	4	4	60,0	6,3	3,1
	6	4	72,5	12,6	6,3
	8	4	84,5	6,4	3,2
Begrenzt instabil	0	4	58,8	5,9	2,9
	2	4	69,3	4,9	2,4
	4	4	77,0	7,3	3,7
	6	4	83,0	6,8	3,4
	8	4	91,8	8,4	4,2

Tabelle 5. Radiologische Dichte (mm Al) (Standardröntgen), komprimierte Spongiosa 400/200

	Wochen	Anzahl	Mittelwert	St. Abweich.	St. Fehler
Stabil	0	4	70,0	8,2	4,1
	2	4	66,3	4,8	2,4
	4	4	62,3	6,3	3,2
	6	4	62,3	9,2	4,6
	8	4	76,3	7,5	3,8
Instabil	0	4	66,0	7,1	3,7
	2	4	60,8	2,2	1,1
	4	4	54,3	4,4	2,2
	6	4	51,5	6,6	3,3
	8	4	62,5	9,6	4,8
Begrenzt instabil	0	4	74,5	9,0	4,5
	2	4	76,0	5,1	2,6
	4	4	76,3	10,4	5,2
	6	4	81,0	11,7	5,9
	8	4	83,5	12,9	6,5

Tabelle 6. Radiologische Dichte (mm Al) (Standardröntgen), gehobelte lockere Kortikalis

	Wochen	Anzahl	Mittelwert	St. Abweich.	St. Fehler
Stabil	0	4	61,3	8,5	4,3
	2	4	53,8	11,1	5,5
	4	4	55,0	10,0	5,0
	6	4	60,8	5,7	2,8
	8	4	71,0	8,7	4,4
Instabil	0	4	63,5	8,1	4,1
	2	4	55,0	7,1	3,5
	4	4	40,0	5,1	2,6
	6	4	42,0	5,4	2,7
	8	4	58,0	10,3	5,2
Begrenzt	0	5	65,2	8,4	3,8
	2	5	63,4	8,7	3,9
	4	5	58,6	8,0	3,6
	6	5	64,4	12,4	5,5
	8	5	77,2	14,7	6,6

100

Tabelle 7. Radiologische Dichte (mm Al) (Standardröntgen), gehobelte komprimierte Kortikalis 600/300

	Wochen	Anzahl	Mittelwert	St. Abweich.	St. Fehler
Stabil	0	4	89,5	8,2	4,1
	2	4	65,0	17,2	8,6
	4	4	57,8	16,5	8,2
	6	4	54,0	15,3	7,7
	8	4	72,0	14,9	7,5
Instabil	0	4	75,8	8,5	4,3
	2	4	67,5	2,9	1,4
	4	4	50,0	16,8	8,4
	6	4	44,8	8,7	4,3
	8	4	56,0	4,6	2,3
Begrenzt instabil	0	6	81,8	10,1	4,1
	2	6	78,5	12,0	4,9
	4	6	66,8	9,9	4,0
	6	6	67,8	10,1	4,1
	8	6	69,3	10,7	4,4

Tabelle 8. Radiologische Dichte (mm Al) (Makroradiographie)

	Anzahl	Mittelwert	St. Abweich.	St. Fehler
Ohne Transplantat				
stabil	4	41,5	6,0	3,0
instabil	4	30,3	4,3	2,2
begrenzt instabil	4	42,3	5,9	3,0
Lockere Spongiosa				
stabil	4	43,8	5,6	2,8
instabil	4	52,0	1,6	0,8
begrenzt instabil	4	60,5	9,4	4,7
Komprimierte Spongiosa 400/200				
stabil	4	44,0	3,8	1,9
instabil	4	41,8	5,7	2,9
begrenzt instabil	4	54,0	7,8	3,9
Lockere Kortikalis				
stabil	4	44,8	4,4	2,2
instabil	4	36,8	2,4	1,2
begrenzt instabil	5	54,4	14,7	6,6
Komprimierte Kortikalis 600/300				
stabil	4	43,3	5,9	3,0
instabil	4	32,3	2,6	1,3
begrenzt instabil	6	44,7	4,4	1,8

Tabelle 9. Periostaler Kallus im Bereich des proximalen (prox.) und des distalen Knochenlagers (dist. KL) (mm^2) (Mikroradiographie)

	Anzahl	Mittelwert	St. Abweich.	St. Fehler
Ohne Transplantat				
Stabil				
prox. KL	4	11,0	9,1	4,6
dist. KL	4	13,1	3,1	1,6
Instabil				
prox. KL	4	27,0	27,3	13,7
dist. KL	3	13,6	7,1	4,1
Begrenzt instabil				
prox. KL	4	20,4	22,4	11,2
dist. KL	4	15,4	13,3	6,7
Lockere Spongiosa				
Stabil				
prox. KL	4	20,2	14,1	7,0
dist. KL	4	5,3	4,5	2,3
Instabil				
prox. KL	4	29,0	23,0	11,5
dist. KL	4	40,5	9,3	4,6
Begrenzt instabil				
prox. KL	4	30,0	17,0	8,5
dist. KL	4	18,6	7,6	3,8

Tabelle 10. Periostaler Kallus im Bereich des proximalen (prox.) und des distalen Knochenlagers (dist. KL) (mm^2) (Mikroradiographie)

	Anzahl	Mittelwert	St. Abweich.	St. Fehler
Komprimierte Spongiosa 400/200				
Stabil				
prox. KL	4	26,8	21,5	10,8
dist. KL	4	29,5	11,6	5,8
Instabil				
prox. KL	4	14,1	17,2	8,5
dist. KL	4	28,3	19,6	9,8
Begrenzt instabil				
prox. KL	4	16,4	16,7	8,3
dist. KL	4	33,9	16,3	8,1
Gehobelte lockere Kortikalis				
Stabil				
prox. KL	4	8,8	13,5	6,8
dist. KL	4	5,6	5,2	2,6
Instabil				
prox. KL	4	16,4	14,7	7,4
dist. KL	4	22,1	29,0	14,5
Begrenzt instabil				
prox. KL	5	24,0	12,8	5,7
dist. KL	5	33,1	39,1	17,5

Tabelle 11. Periostaler Kallus im Bereich des proximalen und des distalen Knochenlagers (mm^2) (Mikroradiographie)

	Anzahl	Mittelwert	St. Abweich.	St. Fehler
Gehobelte komprimierte Kortikalis 600/300				
Stabil				
prox. KL	3	4,9	4,2	2,4
dist. KL	4	15,2	18,4	9,2
Instabil				
prox. KL	4	13,9	16,7	8,4
dist. KL	4	20,4	26,7	13,4
Begrenzt instabil				
prox. KL	6	14,8	9,1	3,2
dist. KL	6	26,4	32,3	13,2

Tabelle 12. Anteile unveränderter Transplantatreste nach 8 Wochen (%) (Mikroradiographie)

Versuchsgruppen 1, 2, 3	
Lockere Spongiosa	4,0
Komprimierte Spongiosa 400	32,0
Komprimierte Spongiosa 200	16,0
Lockere Kortikalis	4,0
Komprimierte Kortikalis 600	24,0
Komprimierte Kortikalis 300	20,0

Tabelle 13. Interfragmentärer Kallus (mm^2) (Mikroradiographie)

	Anzahl	Mittelwert	St. Abweich.	St. Fehler
Ohne Transplantat				
stabil	4	20,0	4,5	2,2
instabil	4	8,1	1,7	0,8
begrenzt instabil	4	24,6	7,8	3,9
Lockere Spongiosa				
stabil	4	24,9	10,0	5,0
instabil	4	27,0	4,4	2,2
begrenzt instabil	4	33,1	6,3	3,2
Komprimierte Spongiosa 400/200				
stabil	4	27,2	6,0	3,0
instabil	4	11,7	9,8	4,9
begrenzt instabil	4	33,5	11,6	5,8
Gehobelte lockere Kortikalis				
stabil	4	24,6	4,3	2,1
instabil	4	11,9	3,3	1,6
begrenzt instabil	5	25,0	9,2	4,1
Gehobelte komprimierte Kortikalis 600/300				
stabil	4	17,7	8,8	4,4
instabil	4	7,6	2,0	1,0
begrenzt instabil	6	18,0	8,4	3,4

Tabelle 14. Durchschnittlicher interfragmentärer Kallus (mm^2) Giemsa-Färbung

	Anzahl	Mittelwerte	St. Abweich.	St. Fehler
Ohne Transplantat				
stabil	4	16,9	4,3	2,1
instabil	4	6,4	1,8	0,9
begrenzt instabil	4	23,6	8,8	4,4
Lockere Spongiosa				
stabil	4	21,0	11,3	5,7
instabil	4	28,0	4,0	2,0
begrenzt instabil	4	30,5	7,2	3,6
Komprimierte Spongiosa 400/200				
stabil	4	23,2	5,7	2,0
instabil	4	12,7	9,1	4,5
begrenzt instabil	4	30,5	9,9	5,0
Gehobelte lockere Kortikalis				
stabil	4	19,5	1,8	0,9
instabil	4	11,1	4,6	2,3
begrenzt instabil	5	26,0	12,6	5,7
Gehobelte komprimierte Kortikalis 600/300				
stabil	4	17,6	4,9	2,5
instabil	4	8,2	1,8	0,9
begrenzt instabil	6	18,4	7,9	3,2

Tabelle 15. Zeitpunkt der Knochenanlagerung an das Transplantat (Häufigkeit) (Fluoreszenzmikroskopie)

	WOCHEN 4	5	6	7	8	keine Anlagerung
Stabil						
leer						
lockere Spongiosa	3		1			
komprimierte Spongiosa 400	2	2				
lockere Kortikalis	3	1				
komprimierte Kortikalis 600	1	2	1			
Instabil						
leer						
lockere Spongiosa	1	3				
komprimierte Spongiosa 400			4			
lockere Kortikalis		1	1			2
komprimierte Kortikalis 600			1	1	1	1
Begrenzt instabil						
leer						
lockere Spongiosa	4					
komprimierte Spongiosa 200	3		1			
lockere Kortikalis	1	4				
komprimierte Kortikalis 300	2	2	2			

Tabelle 16. Anteil der knöchern durchbauten Knochenschnitte von der Gesamtschnittzahl (%) (Fluoreszenzmikroskopie)

	Anzahl	Mittelwert	St. Abweich.	St. Fehler
Ohne Transplantat				
stabil	4	37,0	18,9	9,0
instabil	4	0,0	0,0	0,0
begrenzt instabil	4	2,9	5,7	3,0
Lockere Spongiosa				
stabil	4	80,1	33,8	17.0
instabil	4	43,5	20,7	10,0
begrenzt instabil	4	58,2	48,7	24,0
Komprimierte Spongiosa 400/200				
stabil	4	59,3	24,9	12,0
instabil	4	2,6	5,2	3,0
begrenzt instabil	4	36,2	46,3	23,0
Gehobelte lockere Kortikalis				
stabil	4	88,3	13,7	7,0
instabil	4	0,8	1,6	1,0
begrenzt instabil	5	18,8	23,2	10,0
Gehobelte komprimierte Kortikalis 600/300				
stabil	4	42,2	29,5	15,0
instabil	4	0,0	0,0	0,0
begrenzt instabil	6	4,5	11,0	4,0

Tabelle 17. Zeitpunkt des knöchernen Durchbaus (Häufigkeit) (Fluoreszenzmikroskopie)

	Wochen					kein
	4	5	6	7	8	Durchbau
Stabil						
leer					3	1
lockere Spongiosa	3		1			
komprimierte Spongiosa 400				4		
gehobelte lockere Kortikalis		3	1			
gehobelte komprimierte Kortikalis 600					2	11
Instabil						
leer						4
lockere Spongiosa			1	1	2	
komprimierte Spongiosa 400					1	3
gehobelte lockere Kortikalis						4
gehobelte komprimierte Kortikalis						
Begrenzt instabil						
leer					1	3
lockere Spongiosa	1	1			1	1
komprimierte Spongiosa 200		1	1			2
gehobelte lockere Kortikalis					3	2
gehobelte komprimierte Kortikalis 300						5

Literatur

Allgöwer M, Perren SM, Rüedi T (1971) Biophysikalische Aspekte der normalen und der heilenden Knochenkortikalis. Langenbecks Arch Chir 328: 109–114

Ash P, Loutit JF, Townsend KMS (1980) Osteoclasts derived from haemoatopoetic stem cells. Nature 283: 669–670

Axhausen G (1908) Histologische Untersuchungen über Knochentransplantation am Menschen. Dtsch Z Chir 91: 388–428

Axhausen W (1951) Die Quellen der Knochenneubildung nach freier Knochenüberpflanzung. Langenbecks Arch Chir 270: 439–443

Axhausen W (1952) Die Knochenregeneration – ein zweiphasiges Geschehen. Zentralbl Chir 77: 435–442

Axhausen W (1962) Die Bedeutung der Individual- und Artspezifität für die freie Knochenüberpflanzung. Springer, Berlin Göttingen Heidelberg (Hefte zur Unfallheilkunde, Heft 72)

Axhausen W (1969) Die Behandlung der verzögerten und ausgebliebenen Knochenbruchheilung mit der freien Knochenüberpflanzung. Langenbecks Arch Chir 325: 825–834

Bassett CAL, Creighton DK, Stinchfield FE (1961) Contributions of endosteum, cortex, and soft tissues to osteogenisis. Surg Gynecol Obstet 112: 145–152

Belanger LF et al. (1963) Resorption without osteoclasts (osteolysis). In: Sognnaes RF (ed) Mechanism of hard tissue destruction. Am. Assu. for the Advancement of Science, Washington

Bordier PJ (1974) Histologische Aspekte des Knochenumbaus. Triangle 12. 85–92

Burri C, Wolter D (1977) Das komprimierte autologe Spongiosatransplantat. Unfallheilkunde 80: 169–175

Chalmers J, Gray DH, Rush J (1975) Observations on the induction of bone in soft tissues. J Bone Joint Surg [Br] 57: 36–45

Cordey J, Perren SM (1982) Etude des proprietes des os longs a l'aide du tomographe axial. Application a osteoporose. Helv Chir Acta 49: 71–75

Dambe LT, Berg H, van de (1972) Vascularisation der Tibia im Experiment nach stabiler extra- und intramedulärer Osteosynthese. Langenbecks Arch Chir [Suppl] 31

Deleu J, Trueta J (1965) Vascularisation of bone grafts in the anterior chamber of the eye. J Bone Joint Surg [Br] 47: 319–329

Diehl M, Cordey J (1983) Knochendensitometrie: Mittels axialem Tomograph „Isotom" am gesunden und kranken Strahlbein beim Pferd „in vitro". Berl Münch Tierärztl Wochenschr 96: 305–307

Fliedner T. Sandkühler S, Stodtmeister R (1956) Untersuchungen über die Gefäßarchitektonik des Knochenmarkes der Ratte. Z Zellforsch 45: 328–338

Forgon M, Bornemisza G (1970) Über die Revaskularisierung eines auto- und homioplastischen Spongiosatransplantates im Tierversuch. Bruns Beitr Klin Chir 218: 277–285

Gunst MA, Rahn BA, Rüedi T, Perren SM (1982) Blutversorgung der Kortikalis nach Osteotomie. Helv Chir Acta 49: 229–230

Harms J, Berg A van de (1975) Die venöse Drainage des langen Röhrenknochens nach Aufbohrung und Marknagelung. Arch Orthop Unfallchir 82: 93–99

Kessler S, Rahn BA, Eitel F et al. (1983) Die Blutversorgung der Knochenkortikalis nach Marknagelung. Vergleichende Untersuchungen an verschiedenen Tierspezies in vivo. Hefte Unfallheilkd 165: 7–9

Knese KH (1958) Knochenstruktur als Verbundbau. Thieme Stuttgart

Knese KH (1970) Struktur und Ultrastruktur des Knochengewebes. In: Diethelm L, Olsson O, Struad F et al. (Hrsg) Springer Berlin Heidelberg New York (Handbuch der medizinischen Radiologie, Bd. 4, S. 114)

Kuner EH, Weyand F, Danres B (1972) Zur Leistungsfähigkeit autologer Spongiosa bei der Behandlung knöcherner Defekte. Monatschr Unfallheilkd 75: 189–202

Lexer E (1924) Die freien Transplantationen. Neue Dtsch Chir 26: 15

110

Loutit JF, Peters J, Marshall MJ (1981) Colony forming units and haemopoetic stem cells in osteo-clastopoiesis. Metab Bone Dis Relat Res 3: 131–133

Luk SC, Nopajaroon C, Simon GZ (1974) The ultrastructure of endosteum: A topographic study in young adult rabbits. J Ultrastruct Res 46: 165–183

Matter T, Rahn BA, Cordey J, Mikuschka-Galgoczy E, Perren SM (1977) Die Beziehung zwischen Röntgendichte und maximal erreichbarer Axialkraft von AO-Schrauben im Knochen. Unfallheil-kunde 80: 165–167

Matti H (1929) Über modellierende Osteotomie und Spongiosatransplantation. Schweiz Med Wochenschr 49: 1254–1258

Matti H (1932a) Über die Behandlung von Pseudarthrosen mit Spongiosatransplantation. Arch Orthop Unfallchir 31: 218–231

Matti H (1932b) Über freie Transplantation mit Knochenspongiosa. Langenbecks Arch Chir 168: 236–258

Matti H (1936) Technik und Resultate meiner Pseudarthrosenoperation. Zentralbl Chir 63: 1442–1453

McDowell F (1975) Editorial. The free, living bone graft. Plast Reconstr Surg 55: 612–613

Müller J, Schenk R, Willenegger H (1968) Experimentielle Untersuchungen über die Entstehung re-aktiver Pseudarthrosen am Hunderadius. Helv Chir Acta 35: 301–308

O'Brion BM, Shanugan N (1973) Experimental transfer of composite free flaps with microvascular anastomoses. Aust NZ, J Surg 43: 285–288

Oestrup LT, Fredickson JM (1974) Distant transfer of a free, living bone graft by microvascular an-astomoses. Plast Reconstr Surg 64: 274–285

Osborn JF (1980) Die Herstellung anatomisch geformter Spongiosapresslinge zur Rekonstruktion von Kontinuitätsdefekten. Dtsch Z Mund Kiefer Gesichtschir 4: 465–495

Pabst WL (1974) Microinterferometrie of developing bone mineral. Calcif Tissue Res 15: 315–324

Perren SM, Cordey J (1977) Die Gewebsdifferenzierung in der Frakturheilung. Unfallheilkunde 80: 161–164

Petrow NN (1912) Die freie Knochentransplantation. Weljaminow's Chir Arch 5/6

Puranen J (1966) Reorganization of fresh and preserved bone transplantats. Acta Orthop Scand [Suppl] 92

Rahn BA, Perren SM (1972) Alizarinkomplexon – Fluorochrom zur Markierung von Knochen- und Dentinanbau. Separatum Experientia 28: 180

Rahn BA, Perren SM (1975) Die mehrfarbige Fluoreszenzmarkierung des Knochenanbaus. Chem Rundschau 28: 12–14

Ratzenhofer M, Lindner J (1974) Grundlagen und Methoden der Osteologie. 1. Molekularbiologie und Molekularpathologie der organischen Knochenmatrix (Ref.). Verh Dtsch Ges Pathol 58: 3–54

Rehn J (1976) Erfahrungen mit der autologen Spongiosa bei Defektüberbrückung nach Frakturen und Pseudarthrosen. Nova Acta Leopoldina 223/44: 381–385

Rehn J, Lies A (1981). Die Pathogenese der Pseudarthrose, ihre Diagnostik und Therapie. Unfall-heilkunde 84: 1–13

Rehn J, Schramm W (1970) Tierexperimentelle Untersuchungen über das Verhalten von autologen spongiosa- und Kortikalistransplantaten im Weichteillager mit Hilfe der Tetracyclinmarkierung. Arch Orthop Unfallchir 68: 185–196

Rüegsegger U, Elsasser U (1976) computerassistierte Photonenabsorptionsmessung zur Quantifizie-rung der Spongiosadichte. Exploration morphologique et fontionelle du scelette. Medicine et Hygiene, Geneve, pp 38–43

Saur K, Dambe LT, Schweiberer L (1978) Experimentelle Untersuchungen zum Einbau autologer Spongiosa in die Kompakta des Röhrenknochens. Arch Orthop Trauma Surg 92: 211–219

Schenk R (1965) Zur histologischen Verarbeitung von unentkalkten Knochen Acta Anat (Basel) 60: 3–19

Schenk R, Willenegger H (1964) Histologie der primären Frakturheilung. Langenbecks Arch Chir 308: 440–452

Schoenfeld CM, Lautenschlager EP, Meyer PR (1974) Mechanical properties of human cancellous bone in the femoral head. Med Biol Eng Comput 12: 313–317

Schulz A, Donath K, Delling G (1974) Ultrastruktur und Entwicklung des Kortikalisosteocyten. Tierexperimentelle Untersuchungen an der Rattentibia. Virchows Arch [A] 364: 347–346

Schweiberer L (1970) Experimentelle Untersuchungen von Knochentransplantaten mit unveränderter und denaturierter Knochengrundsubstanz. Springer, Berlin Heidelberg New York (Hefte zur Unfallheilkunde, Heft 103)

Schweiberer L (1971a) Der heutige Stand der Knochentransplantation. Chirurg 42: 252–257

Schweiberer L (1971b) Neuere Ergebnisse zur Knochenregeneration und ihre klinische Bedeutung. Langenbecks Arch Chir 329: 986–996

Schweiberer L (1978) Nekrosepseudarthrose. Unfallheilkunde 81: 2238–2237

Schweiberer L, Eitel F, Betz A (1982) Spongiosatransplantation. Chirurg 53: 195–200

Taylor GI, Miller GDJ, Ham FJ (1975) The free vascularized bone graft. A clinical extension of microvascular technics. Plast Reconstr Surg 55: 533–544

Thielemann FW, Spaeth G, Veihelmann D et al. (1982) Test model and comperative long term observation of allogenic and xenogenic matrix implants. Arch Orthop Trauma Surg 99: 217–222

Tinkler SMB, Linder JE, Williams DM, Johnson NW (1981) Formation of osteoblasts from blood monocytes during Vit. D-stimulated bone resorption in mice. J Anat 133: 389–396

Trueta J, Caladias AX (1964) A study of the blood supply of the long bones. Surg Gynecol Obstet 118: 185–498

Urist MR (1965) Bone formation by autoinduction. Science 150: 893–899

Urist MR (1973) A bone morphogenetic system in residues of bone matrix in the mouse. Clin Orthop 91: 210–220

Urist MR, Iwata H (1973) Preservation and biodegradation of the morphogenetic property of bone matrix. J Theor Biol 38: 155–167

Urist MR, Silvermann BR, Büring K et al. (1967) The bone induction principle. Clin Orthop 53: 243–284

Urist MR, Dowell TA, Hay PH et al. (1968) Inductive substrates for bone formation. Clin Orthop 59: 59–96

Urist MR, Jurist JM, Dubuc FL et al. (1970) Quantitation of new bone formation in intramuscular implants of bone matrix in rabbits. Clin Orthop 68: 279–293

Urist MR, Iwata H, Boyd SD et al. (1974a) Observations implicating an extracellular enzymic mechanism of control of bone morphogenetics. J Histochem Cytochem 22: 88–103

Urist MR, Earnes F, Kimball KM et al. (1974b) Bone morphogenesis in implants of residues of radioisotope labelled bone matrix. Calcif Tissue Res 15: 269–286

Whitehouse WJ (1971) The scanning electron microscope in studies of trabecular bone from a human vertebral body. J Anat 108: 481–496

Willenegger H, Perren SM (1971) Primäre und sekundäre Knochenbruchheilung. Chirurg 42: 241–252

Wolter D (1976) Das komprimierte und geformte autologe Spongiosatransplantat. Habilitationsschrift, Universität Ulm

Sachverzeichnis

Hefte zur
Unfallheilkunde

Beihefte zur Zeitschrift „Der Unfallchirurg". Herausgeber: J. Rehn, L. Schweiberer, H. Tscherne

Springer-Verlag Berlin
Heidelberg New York London
Paris Tokyo Hong Kong

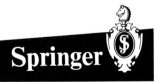

Springer

Hefte zur

Unfallheilkunde

Beihefte zur Zeitschrift „Der Unfallchirurg". Herausgeber: J. Rehn, L. Schweiberer, H. Tscherne

Preisänderungen vorbehalten

Springer-Verlag Berlin
Heidelberg New York London
Paris Tokyo Hong Kong

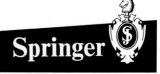

Springer